AF141379

Monographien
aus dem Gesamtgebiete
der Psychiatrie

16

Psychiatry Series

Herausgegeben von
H. Hippius, München · W. Janzarik, Heidelberg
C. Müller, Prilly-Lausanne

R. Avenarius

Der Größenwahn

Erscheinungsbilder und
Entstehungsweise

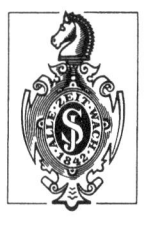

Springer-Verlag
Berlin Heidelberg New York 1978

Priv.-Doz. Dr. RICHARD AVENARIUS, Psychiatrische Klinik
der Universität Heidelberg, Voßstr. 4, 6900 Heidelberg

ISBN-13: 978-3-642-86133-8   e-ISBN-13: 978-3-642-86132-1
DOI: 10.1007/978-3-642-86132-1

2123/3130-543210

Inhaltsverzeichnis

Danksagung

Vorausschicken möchte ich den Dank an diejenigen, die mir die Arbeit ermöglicht haben.

In erster Linie ist es Herr Professor Dr. W. von Baeyer, der mich zur Bearbeitung des Themas ermutigt hat und der mich eine Weise, psychiatrische Probleme zu betrachten, gelehrt hat, ohne die die Monographie nicht zustande gekommen wäre.

Viele praktische Ratschläge zur publikationsfähigen Gestaltung verdanke ich Herrn Professor Dr. W. Janzarik. Frau Dr. Degen hat mir bei der Durchsicht viel geholfen.

Die Studie wurde dadurch ermöglicht, daß die Leiter des Psychiatrischen Landeskrankenhauses Wiesloch (Baden), die Herren Oberregierungsmedizinaldirektoren Dr. Hoffmann-Steudner und Dr. Gebhardt, mir erlaubt hatten, ihre Kranken zu untersuchen. Frau Medizinaldirektor Dr. Schelb, Herr Medizinaldirektor Dr. Fritsche und Frau Dr. Freiberg waren mir bei der Zusammenstellung des Untersuchungskollektivs behilflich.

Der gleiche Dank gilt Herrn Obermedizinaldirektor Dr. Luxemburger; ein großer Anteil meiner Fälle sind Patienten des von ihm geführten Psychiatrischen Landeskrankenhauses Heppenheim (Hessen).

Besonderes Anliegen ist es mir, meiner langjährigen Mitarbeiterin, Frau Hohmann, zu danken, die mit sehr großem Engagement nicht nur bei der Niederschrift der Arbeit, sondern auch bei der Ordnung des Materials geholfen hat. Ferner fühle ich mich den Mitgliedern unserer Klinik, der Bibliothekarin Frau Weiß, und für die umfangreichen archivarischen Arbeiten Herrn Steeger, Herrn Keilbach, Frau Blaczyk und Frl. Mohr verpflichtet.

I. Einführung in die Problemgeschichte

Verglichen mit dem Beeinträchtigungs- und Verfolgungswahn findet man die Megalomanie meist eher an der Peripherie des psychiatrischen Interesses. Dabei steht in der Vorstellung, die der Laie vom Irrsinnigen hat, der wahnhafte Herrscher, der Besitzer von illusionären Reichtümern etc. kaum hinter demjenigen zurück, der sich ohne ersichtlichen Grund verfolgt glaubt. Auf Kaulbachs bekannter Darstellung einer Gruppe Geisteskranker sind der „Prophet" und der „König" dominierende Figuren, und auch der Ausdruck des „Gelehrten" und des „Kriegers" legt die Vermutung nahe, daß sie größenwahnsinnige Überzeugungen haben.

Ohne Zweifel ist der Megalomane nicht weniger der Wirklichkeit entfremdet und nach den an den Erfordernissen des Alltags orientierten Gesichtspunkten des gesunden Menschenverstandes nicht weniger krank als der wahnhaft Beeinträchtigte.

Der Größenwahn, der an keine bestimmte nosologische Einheit gebunden ist, sondern bei allen seelischen Störungen vorkommt, welche Wahn erzeugen, erscheint in zwei typischen Formen: Bei der einen handelt es sich um expansive, häufig mit einem Überschwang gehobener Gefühle einhergehende, meist kurzlebige Bilder. Dies ist z.B. bei maniformen Schizophrenien bzw. Mischpsychosen oder bei der progressiven Paralyse der Fall. Die anderen, weniger gefühlsgetragenen und vergleichsweise dauerhafteren Größenwahnformen entwickeln sich aus einem fortschreitenden Persönlichkeitswandel. Oft haften ihnen noch Reste von Beeinträchtigungswahn aus den Anfängen des Verlaufs der Geisteskrankheit an.

Daß Verfolgungs- und Größenwahn eine innere Verwandtschaft haben, ist früh gesehen worden. Nach Kranz hat der Philosoph und Psychologe Hoffbauer im Hinblick auf Rousseaus Verfolgungswahn geäußert, daß ein Mensch, der sich einbildet, man stelle ihm mit Gift nach, sich kaum für unbedeutend halten könne. Das Problem der Größenwahnentstehung ist in der Psychiatrie der Jahrhundertwende vorwiegend in der Paranoiadiskussion abgehandelt worden. Meynert (1833-1892) beschreibt, wie bei Paranoikern häufig nach dem Beobachtungsder Verfolgungswahn und nach dem Verfolgungs- der Größenwahn auftritt. Wernicke (1848-1905) folgte der französischen Psychiatrie (Foville, u.a.), wenn er die Megalomanie als „logische Folge des primären Beziehungs- und sekundären Verfolgungswahns" auffaßte und von „konsekutivem Größenwahn" sprach. Er faßte letzteren als einen Erklärungswahn für die vermeintliche Verfolgung auf: Wenn die Verfolger immer zahlreicher und wichtiger werden, sich immer komplizierterer technischer Methoden und weitverzweigter Organisationen bedienen, dann ziehe der Kranke daraus den Schluß, daß er eine bedeutende Persönlichkeit sein muß. Ähnlich faßte noch Ziehen (1911) den „komplementären Größenwahn" als eine „logische, wenn auch nicht bewußte" Folge des Verfolgungswahns auf, welche die „Krönung des Wahngebäudes" sei.

Ein psychologisch tieferes Verständnis bahnte sich mit G. Specht (1908) an. Er wies darauf hin, daß sich die Dynamik der Größenwahnentwicklung nicht aus einem logischen Räsonieren der Kranken über ihre Verfolgungserlebnisse erklären lasse, sondern daß es sich dabei höchstens um eine nachträgliche Begründung der längst manifesten Megalomanie handele. „Den Menschen möchte ich sehen", schreibt Specht, „der erstens zu solchen fragenden Überlegungen über sein Ich kommt und zweitens mit solchen Beantwortungen sein Inneres von Grund auf verändert". Spechts wesentlicher Beitrag ist, daß er aufweist, wie in jedem Größenwahn auch ein Stück Verfolgungswahn enthalten und jeder Verfolgungswahnsinnige im Ansatz bereits größenwahnsinnig ist, daß also beide Wahnrichtungen zusammengehören. Er begründet dies durch eine Lehre, die die Paranoia als einen chronischen manisch-depressiven Mischzustand, also als eine Affektpsychose, auffaßt. Aus der Depression entwickeln sich nach ihm durch expansive Tendenzen die Verfolgungsideen und durch eine maniforme Gestimmtheit und Antriebssteigerung die Größenideen. Wie die spätere Forschung zeigt, genügt die Alteration des Affektes allein nicht zur Erklärung der paranoischen Wahnbildungen, weder in der Richtung der Verfolgung noch in derjenigen der Größe; Specht hat aber wohl richtig gesehen, daß jeder Paranoiker wenigstens im Ansatz größenwahnsinnig ist, „denn zu den unentbehrlichen Voraussetzungen des Verfolgungswahns gehört schon das gehobene Selbstgefühl".

Spechts Ablehnung des logischen Erklärungswahns wird auch von Kraepelin geteilt. Bei der Verflechtung von Verfolgungs- und Größenwahn sei „die Pathogenese dieser Vermischung, wie überhaupt der Wahnideen, . . . im einzelnen Fall sicherlich recht verschieden und bisher oft nicht ganz klarzustellen", schreibt er in der 2. Auflage seines Lehrbuches (1887). Dort schildert er als „kombinatorischen Größenwahn" eine wahnhafte Entwicklung, die zumindest in ihrer Entstehung psychoreaktiv ist und persönlichkeitseigenes Gepräge hat, später aber eventuell in eine Psychose übergehen kann. Der Kranke leitet seine megalomanen Überzeugungen bisweilen aber auch von Halluzinationen ab, und schließlich können sich die Größenideen bei den expansiven Formen der Paraphrenie in mannigfaltigster Weise kombinieren (Paraphrenia phantastica und confabulatoria).

Der späte Kraepelin erwähnt 1915 (8. Auflage seines Lehrbuches) drei Möglichkeiten der Entstehung: „1. das Hinüberspinnen hochfliegender Jugendpläne in das reifere Leben, 2. Demütigungen können zu trotziger Selbstüberhebung aufrütteln, 3. Niederlagen und Enttäuschungen führen zum Sichversenken in eine freundliche Scheinwelt."

Kraepelin sieht scharf, daß die Megalomanie häufig auf dem Boden der Lebensschwäche erwächst, welche sich in erster Linie nicht in fehlender Entschlußkraft oder mangelndem Selbstvertrauen, sondern in einer Schwäche des Durchhaltevermögens zeigt. „Namentlich da, wo die Waffen versagen, die zur Überwindung und Niederwerfung der entgegenstehenden Hindernisse notwendig sind: Zähigkeit und Nachhaltigkeit des Willens, wird die Selbstbehauptung auf einen dieser Wege gedrängt, die beide zum Größenwahn führen, sei es durch hochfahrende Auflehnung gegen fremdes Urteil, sei es durch Ausweichen in Zukunftshoffnungen, die kein Mißgeschick zu zerstören vermag." Kraepelin hat auch bereits erkannt, daß es sich bei der Megalomanie häufig um eine Abwehr leidverursachender Einwirkungen der Außenwelt handelt. Er spricht von „Abwehrmaßnahmen gegen die niederdrückenden Einflüsse des Lebens".

Einen wesentlichen Beitrag zur Paranoiaforschung und dabei auch zur Frage der Entstehung des Größenwahns leistete R. Gaupp (1914). An der Lebensgeschichte des Massenmörders Wagner entwickelt er seine Lehre von der Paranoia als einer aus den Besonderheiten des Charakters verstehbaren seelischen Fehlentwicklung. Bei Wagner spielt das entartende Selbstbewußtsein eine erhebliche Rolle. Bekanntlich fühlte er sich bei seinem Mord an 14 Menschen als ein Werkzeug Gottes, dazu ausersehen, an den unwürdigen Zeitgenossen das verdiente und aufrüttelnde Strafgericht zu vollziehen. Nach seinen Untaten legte W. während eines langen Anstaltsaufenthaltes in einer regen schriftstellerischen Tätigkeit auf Grund seines eigenen Erlebens dar, daß der Größenwahn aus dem Minderwertigkeitsgefühl hervorgehe. Gaupp kommentiert einschränkend, daß sich die Megalomanie nicht allein als kompensatorische Konsequenz jahrelangen Sich-verfolgt-Wähnens erkläre, sondern daß von Anfang an beide Wahnformen in der zwiespältigen Persönlichkeit des späteren geisteskranken Mörders angelegt waren; seine Selbstüberschätzung sei ebenso wie das Minderwertigkeitsgefühl im Kern von Wagners Persönlichkeit vorhanden gewesen.

E. Kretschmers (1950) Lehre von den charakterlichen Voraussetzungen der Geisteskrankheiten hat diese Sichtweise der Paranoia vertieft. Außer Empfindsamkeit und dem Gefühl der Schwäche bedarf es noch eines sthenischen Stachels, der den Kranken sich gegen sie auflehnen läßt, damit der paranoische Größenwahn entstehen kann. Widerstandslose, rein asthenische Charaktere gelangen nicht zu diesem Protest, sondern weichen in einen beglückenden Wunscherfüllungswahn, wie etwa den Liebeswahn, aus.

Einen anderen Aspekt des Einflusses der Persönlichkeitsartung, nämlich den ihres Reifezustandes, betont der Hinweis von Birnbaum (1908), daß besonders in den Pubertätsjahren gesteigerter Geltungsdrang und Phantasiebedürfnis zusammen mit einer gewissen Schwäche der Disziplin des Denkens wahnhafte Größenvorstellungen entstehen lassen. Dies gelte für psychopathische Zustände ebenso wie für Schizophrenien und andere Psychosen.

F. Kehrer geht dann bei der Schilderung seines Sensitiv-Paranoikers Arnold (1922) einen Schritt weiter, indem er die Bewegung des Umschlagens vom Verfolgungserleben zum Bewußtsein der Größe herausarbeitet. Er zeigt, wie auf dem Boden pathologischer Empfindsamkeit der Beziehungswahn wächst, der sich dann zum Verfolgungswahn weiterentwickelt. Das Ohnmachtserleben der Verfolgung führt zur Gegenoffensive, wobei die eigenen Kräfte wachsen und der Gegner überholt, also zum „verfolgten Verfolger" wird. Die überschießende Reaktion des „Verfolgens der Verfolger" läßt dann den Größenwahn entstehen. Der Weg vom sich beeinträchtigt fühlenden Paranoiker zum Größenwahnsinnigen führt also über den Umschlagspunkt des „verfolgten Verfolgers". Kehrer erkennt die manische Komponente bei der Entstehung des Größenwahns zwar als Möglichkeit an, weist aber darauf hin, daß sie — im Gegensatz zur Meinung Spechts — keine Conditio sine qua non sei. Auch der sensitive Masturbant, so meint dieser Autor, der sich vom ganzen Dorf beobachtet glaubt, und der gewiß keine manischen Züge hat, zeigt eine Neigung, sich als Individuum zu überschätzen.

Auf die bisher gezeigten Entwicklungslinien nahmen über E. Bleuler, Schilder u.a. auch Freuds Lehren Einfluß, in dessen Vorstellung von der als „sekundärer Narzißmus" aufgefaßten Schizophrenie der Größenwahn eine bevorzugte Stellung einnimmt. In der Interpretation des Wahns des Senatspräsidenten Schreber wird die als Verfolger abgewehrte ödipale Vaterfigur des Arztes Flechsig zum Gott, der den Kranken zwar zum Kinder gebärenden Weibe, aber auch zum Welterlöser macht. Freud sieht im Größenwahn die Regression in eine frühkindliche Entwicklungsphase, den Narzißmus, in der das Kleinkind die Symbiose mit der Mutter noch nicht gelöst, allgemein gesprochen die Subjekt-Objekt-Trennung noch nicht hinreichend vollzogen hat. Das Verhalten des Kindes ist noch nicht realitätsgerecht, sondern am Lustprinzip orientiert, Omnipotenz und Allmacht der Gedanken gehören zu dieser Entwicklungsphase. Freud nennt dies Primärprozeß im Gegensatz zu dem späteren, sich an die Wirklichkeit anpassenden Sekundärprozeß. Die „Allmacht" im Sinne des primären Narzißmus ist allerdings kaum als ein Bewußtsein des Herrschenkönnens, sondern als „. . . Empfindung, daß man alles hat, was man will und daß man nichts zu wünschen übrig hat" (Ferenczi, 1913), also eigentlich als eine vollendete Zufriedenheit zu verstehen. Diese Harmonie wird später von Balint (1960) als „primäre Liebe" beschrieben.

Auf solchen Vorstellungen gründet weitgehend E. Bleulers Begriff vom Autismus, bei dem ein vom Zwang zur Realitätsanpassung befreites, affektgesteuertes Denken die Antizipation von Wünschen und damit auch den Größenwahn ermöglicht. Die Züricher Schule hat die Rolle des vom Affekt geleiteten Denkens in der Lehre von der Katathymie weiter ausgebaut. "Die Megalomanie muß nicht stets kompensatorisch sein, sie kann auch die symbolische Form einer katathymen Wunscherfüllung sein" (der Patient sieht den Himmel offen, die Engel haben die Gesichter der von ihm verehrten Pfarrerstöchter), schreibt H.W. Maier (1912).

Unseres Erachtens stellt sich allerdings die Frage, inwieweit nicht auch eine solche Wunscherfüllung die Kompensation von Unerreichbarem ist. Die Psychiaterschule des Burghölzli hat dem Autismus später eine eher noch größere Bedeutung bei den Wahnbildungen der Schizophrenen beigemessen. Manfred Bleuler sieht in ihm neben der seelischen Gespaltenheit das zentralste Symptom dieser Krankheit, die das Wesen der von ihr bewirkten Veränderung des Menschseins am deutlichsten sichtbar werden läßt.

Die Selbstüberschätzung spielt nicht nur im Bereich des Wahns eine wesentliche Rolle, sondern auch im normalen und neurotischen Leben, wie A. Adler gezeigt hat. Der Protest des Geltungsstrebens gegen eigene Minderwertigkeit führt zu einer sich selbst überschätzenden Fiktion. Hier ist freilich Ferenczis Bemerkung zu Adlers Gedanken zu berücksichtigen, die Insuffizienzgefühle kompensierenden Größenideen seien „... bereits Reaktionen auf ein übertriebenes Allmachtsgefühl, an das solche Kranke in ihrer ersten Kindheit fixiert wurden und das es ihnen unmöglich machte, sich einer späteren Versagung anzupassen. Die manifeste Größensucht dieser Leute ist aber nur eine Wiederkehr des Verdrängten, ein hoffnungsloser Versuch, die ursprünglich mühelos gewonnene Allmacht auf dem Wege der Veränderung der Außenwelt wiederzuerlangen". Dabei wird allerdings keineswegs immer eine tatsächliche Veränderung der Außenwelt angestrebt. Besonders die Neopsychoanalyse Schultz-Henckes (1951) hat betont, daß neurotische Selbstüberschätzungen Riesenansprüche sind, die aus unvollständig gehemmten Strebungen entstanden sind, welche dahin tendieren, in tagträumerischer Weise eine illusionäre Erfüllung zu suchen.

Winkler (1957) zeigt mit seinem Begriff der „Ich-Mythisierung" für den Bereich psychotischen Erlebens, daß nicht nur Schwäche, sondern auch Schuld megaloman kompensiert werden können. Die ekstatisch gestimmten Kranken erleben sich im Wahn als mythische Figuren, die über jegliche Schuld erhaben sind. Pohlen (1969) hat in einer theoretischen Studie, die sich an Freud und an Federns Ich-Psychologie anlehnt, betont, daß für das analytische Verständnis der Schizophrenie das Omnipotenzerleben eine zentrale Stellung einnimmt. Hinter diesem stehe der Widerstand gegen die Subjekt-Objekt-Spaltung, also die Realitätsanpassung. „Aber der Augenblick seiner größten egokosmischen Verdichtung ist der Moment seiner geringsten Stärke." Größe und Schwäche konstituieren sich demnach gegenseitig. Daß sich in der Gegensätzlichkeit von Verfolgung und Größe Grundzüge des menschlichen Wesens in verzerrter Weise spiegeln, zeigte Kisker (1960) in seiner feldpsychologischen Studie des schizophrenen Erlebniswandels. Er meint, daß ein im Größenwahn verbleibender Einschlag des Beeinträchtigungserlebens bewirke, „. . . daß die Haltung eines verzweifelnden Herrschens und einer vorgegebenen Omnipotenz aus Angst schwieriger zu leisten sei als die hinnehmende Unterwerfung an eine übermächtige Welt". Auf Blankenburgs (1967) Gedanken über die Polarität von Verfolgung und Größe in anthropologischer und daseinsanalytischer Sicht werden wir später eingehen (s. Kap. IV, 2, S. 53).

Bei den organischen Psychosen erleichtert die dementive oder auf Bewußtseinsveränderung beruhende Kritikschwäche die katathyme Wunscherfüllung (H.W. Maier, 1912; Conrad, 1960). Häufig geschieht dies in konfabulatorischer Form. Der Größenwahn der progressiven Paralyse mit seiner Neigung zum hemmungslosen Übertreiben wurde schon in der älteren französischen Psychiatrie beschrieben (Bayle, Falret, zitiert nach Ey, 1954). Als besonders charakteristisch bezeichnete H. Ey (1954) einerseits Ideen besonderer Zufriedenheit mit sich selbst, dem eigenen Körper, den eigenen geistigen und künstlerischen Fähigkeiten, andererseits selbstverherrlichende Einfälle, etwa der Kranke sei Papst, Kaiser, Besitzer einer Million Autos usw. Die progressive Paralyse verläuft heute meistens nicht mehr in expansiv megalomaner Form, wie es früher vorwiegend der Fall war (der russische Autor Poschoga stellte 1926 Größenwahn bei 64-74% dieser Kranken fest). Wenn man von möglichen Einflüssen der modernen Therapie absieht, weist dies auf Einflüsse des Zeitgeistes hin, worauf Kranz (s.u.) näher eingeht.

H. Ey (1954) hat in der 19. Studie seiner Etudes psychiatriques die Megalomanie abgehandelt. Dabei setzte er Schwerpunkte einer hypothetischen Betrachtung, die den Größenwahn bei abnormen, paranoiden und organischen Zuständen in seiner Entstehung erklärt, ohne dabei das verbindende Gemeinsame zu vernachlässigen. In Anlehnung an Vorstellungen der Psychoanalyse sieht er in der Persönlichkeitsentwicklung gemäß dem Systole-Diastole-Modell einen stetigen Wechsel von Ausdehnung des Machttriebes (avidité), also Ich-Expansion, und anpassender Unterwerfung (oblativité) unter die den Willen des Individuums hemmende Realität. Die Möglichkeit zur narzißtischen Regression in Form von Wunschträumen, Machtphantasien usw. wird als natürliches Ventil für den Fall aufgefaßt, daß die Wirklichkeit die gewünschte Expansion nicht zuläßt. Der Wahn ist für Ey (1954) Erlebniskorrelat einer seelischen Dissolution, vergleichbar dem Verhältnis von Schlaf und Traum. Im Beeinträchtigungswahn, der häufiger als die Megalomanie vorkommt, findet das psychisch zerstörerische Element seinen Ausdruck. Für den Größenwahn bietet Ey (1954) als Hypothese an, daß er eine übermäßige Reaktion sei, vergleichbar mit der des Fiebers auf den zerstörerischen Vorgang einer Körperkrankheit. Dieser kompensatorische Mechanismus wird auf die schizophrenen und paranoischen Formen bezogen. Hinsichtlich der Megalomanie bei dementiven Prozessen verweist Ey auf regressive Vorgänge, in denen die expansiven egoistischen Kräfte sich von ihren Unterdrückern, dem Urteil und dem Gewissen, befreien.

W. Mayer-Gross (1932) hat in seinen Verlaufsstudien gezeigt, daß in den späteren Stadien der schizophrenen Krankheit, nach dem „zweiten Knick", die ursprüngliche Persönlichkeit wieder mehr zur Geltung kommt und daß bisweilen dem Größenwahn bei dem Versuch Bedeutung zukommt, wieder Einfluß auf die Realität zu gewinnen.

Schon vor ihm hatte U. Fleck (1928) bei 40 alten Schizophrenen die Häufigkeit von Größenideen betont, ihnen aber — zumindest in lebensgeschichtlicher Hinsicht — keine größere Bedeutung beigemessen.

Ch. Müller (1959) hat in einer Verlaufsuntersuchung an 100 senilen Schizophrenen an zweiter Stelle der Häufigkeit möglicher Entwicklungen die wenigstens partielle Auflösung des Beeinträchtigungswahns durch kompensatorische Regression gefunden. Am Beispiel eines alt gewordenen Lebemannes zeigt er eindrucksvoll, wie dieser seinem gänzlich verpfuschten Leben in der Megalomanie wieder zu einem, freilich wahnhaften, neuen Glanz verhilft.

W. Janzarik (1968) schreibt in einer katamnestischen Untersuchung jahrzehntelang internierter Schizophrener, daß nach den Beeinträchtigungsinhalten, „die in allen überhaupt wahnhaften Verläufen vorkommen", mit abnehmender Häufigkeit Größeninhalte, Eifersuchtsideen, Hypochondrien und Schuld als Themen erscheinen. Die Umwandlung von Verfolgung in Größe oder das Nebeneinanderherlaufen beider Wahnformen kommt auch hier besonders oft vor. Auf die häufige Verzahnung mit Sinnestäuschungen wird zusätzlich hingewiesen.

P. Berner (1969) hat bei der Erhebung von Katamnesen 44 langjährig internierter Schizophrener (36 von ihnen waren mehr als 8 Jahre Anstaltsinsassen) 37mal Verfolgungs- und Beeinträchtigungswahn, 13mal Liebeswahn, 12mal Eifersuchtswahn, 10mal Größenwahn, 10mal mystischen Wahn und 5mal Wahn mit Leibesthematik gefunden. Er betont das häufige Nebeneinander mehrerer Wahnthemen im Zusammenhang mit der „dynamischen Unstetigkeit" im Sinne von Janzarik (also vorwiegend der lebensgeschichtlichen Entwicklung entgegenwirkende Störungseinflüsse des Krankheitsgeschehens).

H. Kranz hat 1955 eine Studie „Das Thema des Wahns im Wandel der Zeit" veröffentlicht. Krankengeschichten dreier Generationen (1886 – 1916 – 1946) werden darin verglichen. Der Autor zeigt nicht nur die Anpassung der Wahnthemen an die Interessengebiete der jeweiligen Zeit, wie Technik, Politik etc. Bei wechselnden Themen blieb die Anzahl der sich *beeinträchtigt* Wähnenden annähernd gleich. Der *Größenwahn* hingegen wandelte sich eindeutig, und zwar nicht nur darin, daß bei den älteren Generationen die Grafen, Fürsten und Monarchen thematisch eine größere Rolle spielten, sondern auch in der Häufigkeit des Auftretens: 1886 waren 24% der Wahnbildner megaloman, 1916 17% und 1946 nur noch 11%. Der Autor diskutiert eine Analogie zum Seltenerwerden der expansiv größenwahnsinnigen Paralytiker und dem Rückgang der klassischen hysterischen Bilder zugunsten der psychoreaktiven „Intimformen" (von Baeyer). „Es liegt nahe, hier doch an den Geist der Zeit zu denken. Es könnte dies z.B.

an einer Herabminderung des Lebensgefühls und an dem Untertauchen in der Masse liegen, worunter der heutige Mensch leidet", schreibt Kranz.

Huber und Gross (1977) fanden bei ihrem 400 Fälle umfassenden Bonner Kollektiv unter 20 Wahnthemen das der „Berufung, Größe und besonderer Fähigkeiten" an 4. Stelle (hinter „Verfolgung/Beeinträchtigung", „Vergiftung" und „Hypochondrie") mit 25%. Nimmt man den von ihnen getrennt aufgeführten „Abstammungswahn" (an 10. Stelle) mit 6% und den „Auferstehungswahn" (an 15. Stelle) hinzu, so bilden rund 1/3 der Kranken Größenideen, sei es als Teilwahn, sei es als ausschließliches Wahnthema.

II. Über Ziel und Methoden der Untersuchung

Unser Ziel ist die Erhellung der Entstehungsbedingungen und Erscheinungsweisen des Größenwahns sowie der Frage, inwieweit eine von uns dazu verwendete dynamische Hypothese tragfähig ist.

Unter Größenwahn verstehen wir die wahnhafte Erhöhung des eigenen Wertes und der eigenen Möglichkeiten. „Wahnhaft" wird ebenso im Sinne des eindeutigen, der Einfühlung sich entziehenden Wahns als auch der „wahnähnlichen" (K. Schneider, 1966), also über weite Strecken verstehbaren Entwicklungen und Reaktionen aufgefaßt.

Bei insgesamt 57 Größenwahnsinnigen haben wir uns neben der Auswertung der Krankengeschichten der klinischen Deskription und des explorativen Bemühens, das Erleben der Kranken durch Befragen zu erhellen, also der phänomenalen Methode, bedient, wie sie Jaspers (1913) beschreibt. Darüber hinaus gründet die Beurteilung des Gefundenen in dynamischen Vorstellungen vom Seelenleben. Diese entsprechen dem ökonomischen Modell (Rapaport, 1961) der Psychodynamik, welchem das Lustprinzip entspricht und wonach das motivierte Verhalten in kausaler Beziehung zu einer Tendenz steht, seelische Spannung zu vermeiden.

Die zu prüfende Hypothese besagt, daß Megalomanie – soweit sie nicht als Ausdruck einer expansiven Verfassung von gehobener Stimmung und gesteigertem Antrieb entsteht und eventuell nach deren Abklingen beibehalten wird – Ausdruck einer *Leidentlastungstendenz*, also eines Strebens nach Ausgleich einer Unlustspannung ist. In erster Linie meinen wir die Entlastung von Leid, das sich auf psychotische Beeinträchtigungserlebnisse oder das mißliche soziale Schicksal, die verständnislos ablehnenden Reaktionen der Mitmenschen bezieht, wie sie chronischen Psychotikern häufig widerfahren. Unseres Erachtens kann aber auch präpsychotisches Leiden, das in die Psychose einfließt, in megalomaner Weise pathoplastisch wirken. Wie später noch ausgeführt wird, handelt es sich dabei um sozialbezogenes Leiden.

Von unseren 57 Fällen waren neun Kranke Patienten unserer Klinik, 28 bzw. 20 Patienten stammten aus zwei nahegelegenen psychiatrischen Landeskrankenhäusern. Bis auf acht mit völliger oder sehr weitgehender Remission verlaufende Fälle unserer Klinik handelt es sich um chronische Verläufe (49 Fälle).

Die Auslese erfolgte ausschließlich nach dem Gesichtspunkt megalomaner Wahninhalte, *und zwar ohne diagnostische Berücksichtigung des Grundleidens.* Es wurden alle megalomanen Kranken in das Kollektiv aufgenommen, die von den Ärzten der PLK benannt wurden. Dieses Vorgehen brachte sicherlich mit sich, daß in erster Linie solche Kranke erfaßt wurden, bei denen die Megalomanie das Krankheitsbild auffällig bestimmte. Einen gewissen Ausgleich brachte allerdings unser Bestreben, in jeder Anstalt möglichst viele Fälle zu sammeln, so daß dann auch Patienten mit einbezogen wurden, bei denen Größenwahn zwar vorhanden, aber von mehr beiläufigem Charakter war. Vermieden wurde, ein Mindestmaß an Untersuchbarkeit zum Auslesekriterium zu machen, also erregte, die Exploration ablehnende Kranke auszuschließen. Es wurden also alle Megalomanen, die uns während des Zusammenstellens der Fälle in den beiden psychiatrischen Landeskrankenhäusern begegneten, einbezogen, und zwar auch solche Kranke, die sehr dement waren oder bei denen der Größenwahn nur eine sehr randständige Rolle spielte. Dies hatte zur Folge, daß von den 57 Kranken nur 51 programmäßig mit Hilfe eines Merkmalskataloges und einer Tonbandaufnahme untersucht werden konnten. Wir beschränkten uns in den restlichen sechs Fällen auf Krankengeschichtsstudien, Deskription des Zustandsbildes und das Bemühen, das programmäßige Vorgehen soweit als möglich zu erfüllen. Neun Kranke aus unserer Klinik stammen ohne besondere Auswahl und ohne Anspruch auf Vollständigkeit aus den Aufnahmen der Jahre 1967, 1968 und 1969. Der Verfasser bezog alle Fälle von Größenwahn in die Untersuchung ein, die ihm bei seiner klinischen Tätigkeit begegneten.

Nicht zu dem Kollektiv der 57 Fälle gehört ein vom Verfasser früher untersuchter Kranker, der nur zu Zwecken des Vergleichs und der Erläuterung erwähnt wurde. (Es handelt sich um den auf S. 30 geschilderten sprachverwirrten Weltdiktator.)

Von den 57 Fällen des Kollektivs sind 25 Männer und 31 Frauen, hinzu kommt ein intersexueller Patient, bei dem im Laufe seines Lebens eine sogenannte Personenstandsumwandlung vorgenommen wurde.

45 Patienten sind Schizophrene: 15 Männer, 30 Frauen.
Von ihnen waren 3 (alle M)   zwischen 25 und 29 Jahren alt,
                 7 (4M-3Fr)   zwischen 30 und 39 Jahren alt,
                 6 (3M-3Fr)   zwischen 40 und 49 Jahren alt,
                 9 (1M-8Fr)   zwischen 50 und 59 Jahren alt,
                14 (2M-12Fr)   zwischen 60 und 69 Jahren alt,
                 6 (2M-4Fr)   zwischen 70 und 79 Jahren alt.
Die Erkrankungsdauer der 45 Schizophrenen betrug:
    5mal 40 Jahre und länger (1M-4Fr)
    4mal zwischen 30 und 39 Jahren (2M-2Fr)
    9mal zwischen 20 und 29 Jahren (2M-7Fr)
   19mal zwischen 10 und 19 Jahren (7M-12Fr)
    8mal weniger als 10 Jahre (2 J.-M; 2 x 3 J.-M, Fr; 6 J.-Fr; 7 J.-Fr; 8 J.-Fr;
       9 J.-M).

Die restlichen 12 Fälle verteilen sich auf:

2 schizophreniforme reaktive Psychosen (akute Erkrankung bei einem
   40j. intersex. Pat. und einem 46j.M)
1 chronische Manie (seit 7 Jahren bei einem 61j.M)[1]
3 epileptische Wesensänderungen (28j.Fr; 33j.Fr; 41j.M — alle waren länger
   als 10 Jahre krank)
2 an progressiver Paralyse Erkrankte (ein seit 17 Jahren leidender 66j.M und
   ein seit 10 Jahren siechender 58j.M)
1 Zerebralsklerose (79j.M, der seit 6 Jahren Wahn bildet)
1 chronische Konfabulose (seit 8 Jahren bei einem psycho-organisch verän-
   derten 37j. Suchtkranken)
1 megaloman-paranoische Entwicklung bei posttraumatischer Hirnleistungs-
   schwäche (bei einem 49j.M, der seit 10 Jahren Wahn bildet)
1 Oligophrenie (57j.M, seit 11 Jahren wahnähnliche Megalomanie).

Alle in den Krankengeschichten niedergelegten Befunde und Verläufe sowie
die Niederschrift der Tonbandexplorationen wurden mit Hilfe eines Kataloges
von 86 Merkmalen und einer unterschiedlichen Anzahl von Merkmalsausprä-
gungen überprüft. Die Ergebnisse wurden in drei verschiedenen Zählkarten
festgehalten (Karte A: unveränderliche Daten, Karte B: Merkmale, die den
Verlaufsschilderungen der Krankengeschichten entnommen wurden, Karte C:
Querschnittsbefund bei der eigenen Exploration). Der Zweck dieses Vorgehens
war keineswegs die Absicht einer statistischen Verrechnung — auf eine solche
hin ist die Arbeit nicht angelegt —, sondern die Garantie, daß bei allen Fällen
eine Mindestanzahl von Gesichtspunkten berücksichtigt wurde. Nachdem diese
86 Kriterien nun einmal eine numerische Kennzeichnung erhalten hatten,
wurde diese allerdings dazu verwendet, um im Kapitel IV, 3 Häufigkeits-
verhältnisse in abgekürzter Form darzustellen. Es wäre aber ein Mißverständnis, hierin einen Versuch statistischen Beweisens sehen zu wollen. Wir haben
lediglich den Vorteil numerischer Chiffren verwendet, um in übersichtlicher
Form aufzuzeigen, welche gerade interessierenden Merkmalskombinationen
vorkommen, nicht aber um statistisch zu verifizieren oder zu falsifizieren.

Im übrigen zielt unser Bemühen darauf hin, an Hand zahlreicher Beispiele
ein Gefüge von Bedingungen aufzuzeigen, die die Megalomanieentstehung be-
günstigen. Diese Bedingungen fehlen nie gänzlich, sind aber bei den verschiedenen Fällen unterschiedlich ausgeprägt. Sie können sich auch gegenseitig vertreten, sind also austauschbar.

Die einzelnen, die Größenwahnentstehung begünstigenden Bedingungen
sind: die *„autistische Regression"*, die *„pathische Erlebnisweise"* und die

---

[1] Die Größenideen zyklothymer Manien wurden nicht berücksichtigt, da ihnen bei ihrer
Flüchtigkeit das Wahnkriterium der Fixierung nicht zukommt. Es handelt sich hier nicht
um einen „Angriff auf die Person" (Wyrsch, 1949), der sie bleibend verändert, mag auch
diese Veränderung weiterer Entwicklung unterworfen sein (s. auch S. 74).

„Kritikschrankensenkung", denen jeweils besondere Kapitel gewidmet sind, in denen auch ausgiebig erläutert wird, was wir darunter verstehen.

Ein unvermeidbarer Nachteil bei der Auswertung der Krankengeschichten war, daß diese unter sehr unterschiedlichen klinischen Gesichtspunkten geführt wurden. Sicherlich hatten der Größenwahn und die für uns bedeutsamen Umstände die Verfasser oft nicht interessiert, häufig war nicht zu ersehen, ob sich hinter allgemeinen Bezeichnungen, wie „Wahn", „paranoide Symptome" u.ä., Megalomanie verbarg. Hinsichtlich der Objektivität eher günstig ist der häufige Wechsel nicht nur der Ärzte, die die Dokumentation vornahmen, sondern bei vielen Kranken auch der Kliniken und der Landeskrankenhäuser.

III. Die Inhalte des Größenwahns

Die Themen der Megalomanie unserer 57 Fälle haben wir in sechs Gruppen eingeteilt, die sich einerseits von den konkreten Gegebenheiten bei unseren Kranken anboten und andererseits einer Abstufung des existentiellen Gehaltes entsprechen. Ohne Mühe hätte man auch weitere Unterteilungen vornehmen können; die Übergänge sind fließend.

1. Metaphysische Inhalte
2. Abstammungswahn
3. Wahnhafte Geistesgröße
4. Machtwahn
5. Reichtumswahn
6. Wahnform megalomaner Bruchstücke
   (Diffuse Bruchstücke der Großartigkeit)

Die zuletzt genannte Gruppe beinhaltet Krankheitsbilder mit bunt zusammengewürfelten, fast beziehungslos nebeneinander stehenden megalomanen Ideen, denen lediglich gemeinsam ist, daß sie auf den Eindruck von Großartigkeit hinzielen.

1. Metaphysische Inhalte

Wir verstehen darunter Megalomanie mit religiösen Inhalten und verwandten Themen, wie Heiligkeit, Begnadungsbewußtsein, Unsterblichkeit, aber auch negative Varianten, wie etwa eine extreme, ins Größenwahnsinnige gesteigerte Sündhaftigkeit.

Diese Bilder kommen unter den 57 Fällen 21mal vor, und zwar 20mal als führender Wahninhalt; von diesen 20 Patienten sind 9 Männer, 10 Frauen und 1 Kranker mit intersexueller Geschlechtszuordnung.

Die extremste Form, nämlich der Anspruch, der allmächtige Gott zu sein, kommt fünfmal vor; stets handelt es sich dabei um Schizophrene.

Als Beispiel hierfür wäre an erster Stelle der Fall des 52jährigen Alfred H. (57)[1] zu nennen, über den wir aber später im Zusammenhang mit dem Problem der Leidentlastungstendenz noch ausführlicher sprechen werden (s. Kap. V, S. 74 ff.). Wir möchten an dieser Stelle als Beispiel des von uns als metaphysischen Wahninhalt Gemeinten über die Krankengeschichte des 51jährigen Peter D. (37) berichten; es handelt sich um einen schizophrenen Residualzustand.

Peter D. ist Sohn eines höheren Beamten; seine beiden Brüder sind Akademiker, einer von ihnen ist Universitätsprofessor. An seine Mutter soll Peter D. stark gebunden gewesen sein. Das Abitur bestand er mit Auszeichnung. Nach einer Verwundung in Rußland begann er ein geisteswissenschaftliches Studium. Die Krankheit begann im 23. Lebensjahr pseudoneurotisch. Er klagte etwa, daß er sich nicht mehr konzentrieren könne, daß ihn nichts mehr gemütsmäßig errege und erwog deshalb Selbstmordgedanken. 1946 und 1948 wurde er unter der Diagnose „Depression" jeweils mehrere Monate in einem Sanatorium behandelt. Kurz vor dem Staatsexamen mußte er das Studium aufgeben. Eine Ausbildung als Bibliothekar scheiterte an seiner asthenischen Erschöpfbarkeit, die er durch einen Abusus mit Koffein und leichteren Aufputschmitteln nicht beseitigen konnte. 1949-1952 war er in mehreren psychiatrischen Einrichtungen interniert. Neben Erregungszuständen spielten Selbstvorwürfe eine wesentliche Rolle. Angsterfüllt flehte er Gott auf den Knien um Verzeihung an, halluzinierte die Stimme des bösen Gewissens, etwa „du lügst gegen Gott". Er wurde immer häufiger interniert, seit 1958 mit Unterbrechungen im gleichen Landeskrankenhaus.

1955, nach knapp 10jähriger Krankheitsdauer, vernahm er die Stimme Gottes und der Mutter Maria. Im gleichen Jahr teilten ihm seine Trugwahrnehmungen mit, daß er Priester werden solle, dann sagten ihm die Stimmen, daß er Bischof, noch später, daß er Kardinal, dann Papst und schließlich „der liebe Heiland" werde. 1959 wollte er sich beim Anstaltsdirektor und später beim Bischof seiner Heimatdiözese als Heiland vorstellen. Damals wird er noch als gequält, antriebsarm und gehemmt geschildert. Sein Erleben blieb in den Grenzen der in einem späteren Kapitel als „pathisch" bezeichneten Form des Selbstverständnisses (s. Kap. IV, 2). „Ich bin die Hoheit selbst, ich bin die zweite Person". Nachdem es um seinen Christuswahn dann längere Zeit ruhig war, trat dieser nach einem Abusus mit Aufputschmitteln 1961 wieder auf, er wollte als Gottes Sohn zum Papst reisen. Nach zweijährigem Intervall betonte er bei einem neuen Schub wiederum, daß er der Herrgott sei. Wenig später hörte er, daß er der größte Führer des Abendlandes sei, er solle Verbindung zum Papst und zum Bundeskanzler aufnehmen. Gott spreche zu ihm, daß er auserwählt sei. Die Krankengeschichte berichtete damals über Getriebenheit und drängelnde Unruhe sowie über die Vermutung, daß er an dem Konflikt zwischen der Realität seines Patientendaseins und der imaginären Führerrolle leide. Damals wollte er ohne suizidale Absicht einen Eisenbahnzug anhalten, weil er meinte, wenn er auf den Gleisen stehe, fahre der Zug um ihn herum. Die Gewißheit des Größenwahns muß also erheblich gewesen sein. In einer auswärtigen Universitätsklinik äußerte er später, daß er seit 6 Jahren um seinen Auftrag, als Christus nach Rom zu fahren, um die Welt zu erlösen, wisse und nun darunter leide, sich niemals durchgesetzt zu haben. Er fürchtete Höllenstrafen, weil er es am nötigen Willen dazu habe fehlen lassen. Diese Befürchtungen trug er ohne Zeichen von Furcht vor. Die verheißenden Stimmen schilderte er als angenehm.

Bei unserer Nachexploration wirkte er zwar gehemmt und unsicher, nahm aber einen strahlend selbstsicheren Ausdruck an, sobald er von seinen, ihn erhöhenden Stimmen berichtete. Während er seinen Größenwahn gegen einen spürbaren inneren Widerstand preisgab, erschien er deutlich erleichtert, sobald er sich mitgeteilt hatte. „Ich strahle die Gottheit aus. Es kommt von oben und ich muß es dann wieder herausstrahlen", schilderte er sein als pathisch (s. Kap. IV, 2) zu bezeichnendes Erleben, infolgedessen ihm sein Größenwahn als Auftrag und Gnade, nicht aber in aktivischer Form als gesteigerte Machtfülle bewußt war. Sein extremer Autismus äußerte sich nicht nur in dem Inhalt des Wahns, sondern

---

[1] Die Zahlen in Klammern entsprechen der Numerierung unserer Kasuistik.

auch in der isolierten und unangepaßten Weise seines Verhaltens. Zeitweise bestand deutliche Zerfahrenheit.

Als weiteres Beispiel für die metaphysische Megalomanieform schildern wir den Fall der 56jährigen Frau Friedel B. (44)[2] :

Frau B. erlebte eine unschöne Jugend als Kind eines brutalen und trunksüchtigen Bauern. Danach spielten rasch wechselnde Männerbekanntschaften und häufige Abtreibungen eine große Rolle in ihrem Dasein, in dem sie ihren Lebensunterhalt mit der Arbeit als Serviererin und mit niedrigen Dienstleistungen bestritt. Sie verbitterte später in der Einstellung, daß eine alleinstehende Frau sich alles gefallen lassen müsse; sie wurde frigide. Wegen eines asthenischen Versagenszustandes der damals (1958) 43jährigen wurde ein erster Klinikaufenthalt notwendig, wobei sie von den Ärzten als Psychopathin angesehen wurde. 1961 kam es zu einem Verfolgungsparanoid, das sich nach 4-5 Monaten in Form einer religiösen Ekstase zu einem Wahn religiöser Sendung wandelte. Dabei biß sie die angeblich von einem Neger vergewaltigte Tochter in den Arm, um ihr das Gute einzuimpfen. Gott habe ihr eingegeben, sie sei Christus; ihr Untermieter, von dem sie sich anfänglich verfolgt fühlte, sei der Teufel. In zwei späteren Schüben, 1963 und 1967, erging es ihr ähnlich. Anfangs hielten die Stimmen ihr ihre leichtsinnige Vergangenheit vor, aber stets siegte danach die Überzeugung, vom Heiligen Geist ausgewählt zu sein. Zuletzt ging sie als segnender Heiland durch die Krankenzimmer und war dabei ausgesprochen glücklich. Erwähnenswert erscheint uns, daß dieses Glücksempfinden mit der Remission rasch wieder verschwand. Solange ihr Wahn anhielt, war sie zerfahren. Kennzeichnend ist auch hier das von uns als pathisch (s. Kap. IV, 2) bezeichnete Gefühl, in ihrer wahnhaften Größe Werkzeug eines über ihr stehenden viel Größeren zu sein.

Fall 48: Bei dem jetzt 41jährigen Arzt Dr. Peter XY[3] verlief die Psychose seit seiner Studienzeit in bisher neun, teilweise kataton gefärbten paranoid-halluzinatorischen Schüben, die zu einem mäßigen Residualzustand geführt haben, der ihn trotz gut erhaltener Fassade arbeitsunfähig werden ließ. Die ersten Schübe waren kurz, von perakuter kataton gefärbter Art. In der Zwischenzeit konnte er mit bemerkenswert gutem Erfolg sein Studium fortsetzen. Das ambivalente Verhältnis zu dem autoritären, sich als Vorbild gebenden Vater, spielte früh eine wesentliche Rolle. Er war mit ihm stets durch eine zwischen Bewunderung und Auflehnung wechselnde Empfindung verbunden. Schon während des ersten, noch nicht megalomanen Schubes vermeinte er, sein Vater sei ständig anwesend, wobei der leibliche Vater mit dem „Vater alles Lebendigen" fließend ineinander überging. Bei einer späteren Erkrankung verkannte er den Patienten im Nachbarbett als seinen Erzeuger. Erst beim 6. Schub, 10 Jahre nach Beginn des Leidens und kurz nach dem Zerbrechen einer zweijährigen Ehe, wurde der Größenwahn manifest. Er wollte sich kastrieren und verglich sich dabei mit Van Gogh, der sich auch selbst verstümmelt habe. Die halluzinierte Stimme Gottes versicherte ihm dessen ständige Anwesenheit. Der Kranke lebte in einer eschatologischen Ekstase mit kosmischen Visionen einer grünen Sonne und der Erde als Feuerball. Er war überzeugt, daß er und seine Mutter ausersehen seien, das Weltende zu überleben.

Nach kurzer ärztlicher Tätigkeit erfolgte dann ein Rezidiv, in dem er sich nur ganz kurz als oberster Gott erlebte und Vater und Bruder die Rolle von Teufeln zuwies. Sehr bald war er wieder der Gott Nr. 2, also der Sohn Gott Vaters. Er bezeichnete sich selbst als Jesus. Auch mit der Sonne, die selbst ein Gott sei, verglich er sich. Tief innen herrsche eine ungeheure Energie, die sich nach außen hin in ungezügelter Form darstellte. Seine Stimmung war dabei keineswegs gehoben, eher gedrückt.

In der Folgezeit arbeitete er in der Familienpraxis mit Vater und Schwester zusammen. Seine Leistungsfähigkeit ließ nun wohl tatsächlich nach. So kam es immer wieder zu Prioritätsstreitigkeiten, weil der Patient sich hintangesetzt fühlte. Eine Auseinandersetzung, ob sein Name auf dem Schild der Familienpraxis direkt hinter dem des Vaters oder erst nach

[2] paranoide Schizophrenie

[3] Schizophrenie, schubweiser Verlauf, der schließlich zu einer anhaltenden dynamischen Insuffizienz fast ohne produktive Symptome führte

dem der Schwester erscheinen solle, führte zu einem erneuten Klinikaufenthalt. Während des letzten halbjährigen Schubes 1967/68 war Dr. XY euphorisch. Er wollte nun an erster Stelle auf dem Praxisschild stehen, bald darauf rückte er aber wieder auf den zweiten Platz, freilich jetzt auf einer höheren Ebene: „Ich bin Jesus Christus, der Herr, der am Kreuze gestorben ist." Er hörte Gott Nr. 1, der ihn beauftragte, die Weltverhältnisse zu sanieren. Er wolle mit Gott Vater eine menschliche Gesellschaft schaffen, damit die Spannungen zwischen Mann und Frau abgebaut werden. Das zu schaffende Geschlecht solle beiderlei Geschlechtsmerkmale haben und über die Empfindungen sowohl eines männlichen wie eines weiblichen Wesens verfügen. Daß er seinen Größenwahn nicht selbstherrlich, sondern pathisch (s. Kap. IV, 2) erlebte, wird auch hier deutlich. Gelegentlich zeigte er auch die Schwäche, die hinter seiner Überheblichkeit stand: „Gott ist nur ein armer alter Mann" . . . „nein, streichen Sie das", korrigierte er sich sogleich: „Das gilt nur für mich". Seine Stimmung war dabei gedrückt. Wenn er sich aber über seine Größenideen äußerte, z.B. deshalb ein Tonband besprach, geriet er vorübergehend in eine gehobene Stimmung, wobei allerdings der sonst geordnete Gedankengang sich zeitweise auflockerte. Die enge Verbindung zwischen realer Familiensituation und wahnhafter Göttlichkeit zeigte eine dieser Tonbandaufnahmen: „Ich bin der Vertreter Gottes auf Erden, wir sind zwei Kameraden. Grundlage ist die Liebe, möchte das nicht groß ausmalen. Mein Vater ist der Vertreter des Vaters auf Erden, außerdem ist er schließlich mein Vater. Wir führen ein harmonisches Familienleben, in allen Krisensituationen möchte ich in keiner anderen Familie geboren sein. Der Teufel ist eine sehr wertvolle Persönlichkeit, mein Vater ein äußerst liebenswürdiger Mensch." Wenig später ist aus dem Rivalisieren in der kleinstädtischen Familienpraxis wieder ein „Machtkampf um die Spitze der Welt, der allerhöchsten Höhen" geworden. Er bezeichnete sich als „Geburtshelfer einer neuen Welt". Anschließend reduzierte er sich in pathischer Weise wieder vom mächtigsten zum zweitmächtigsten Wesen. „In mir ist teilweise Gott zu 100% . . . zeitweise zu 90, 80 usw. Prozent". Seine Stimmung war rasch wechselnd, er gab an, daß er sich „als Herrgott gedemütigt . . . durch die Krankheit, täglich durch den Alltag . . . durch meine Patienten" fühle. „Die Hölle ist hier auf Erden". Aber jedesmal, wenn er sich in seine größenwahnsinnigen Aussagen versteigt, fühlt er sich zu dieser Zeit in seiner Stimmung gehoben, er empfindet die sonst permanente Demütigung dann vorübergehend als überwunden.

Der Fall zeigt deutlich, daß das wahnsinnige Gottesbewußtsein nur eine ins Extreme gesteigerte Erfüllung seiner Wünsche darstellt, in dem bescheidenen auf die Arztpraxis bezogenen Familienverband eine angesehenere Stellung einzunehmen, was ihm durch seine Krankheit verwehrt ist. Zerfahren wurde der sonst geordnete Gedankengang immer dann, wenn er von seinem Größenwahn berichtete (im Sinne der Erforderniszerfahrenheit, s. Kap. IV, 3, S. 61). Bei den oft recht verworrenen durcheinandergehenden Inhalten des Größenwahns muß der „Pinselstrich" der Wahnzeichnung (s. Kap. IV, 3, S. 62) als eher grob bezeichnet werden.

Einige Monate später trafen wir ihn wieder. Die Fassade war nach wie vor gut erhalten; als Arzt freilich war er nicht mehr tätig. Größenwahn und sonstige Symptome konnten nicht festgestellt werden, seine Stimmung war niedergeschlagen, er erwog Selbstmordgedanken. Wir sehen ihn von Zeit zu Zeit, in den inzwischen vergangenen 7-8 Jahren hat sich nichts Wesentliches mehr geändert, sein Leben verläuft nun frei von Größenwahn oder sonstigen produktiven Äußerungen der Krankheit, jedoch hat er sich in eine erbarmungswürdige Resignation zurückgezogen. Eine paranoische Fixierung im Sinne Berners (1965) ist nicht eingetreten, was aber offensichtlich mit dem Fehlen einer bleibenden Leidentlastung (s. Kap. V) bezahlt wird.

In einem weiteren Fall transformierte eine Frau Mitte der Sechzig — Else R. (51)[4] — ihre offenbar sinnlichen Anfechtungen durch einen Missionar nach dreijähriger Krankheit zu einem Kampf zwischen Gott und den Dämonen, wobei sie selbst schließlich zu „Gott in der dritten Person" erhöht wurde.

Bei unserer Nachuntersuchung hatte sie sich bereits wieder auf die relativ bescheidene Position einfacher Heiligkeit zurückgezogen.

---

[4] Paraphrenie

Alle unsere Fälle mit monotheistischem Größenwahn erleben sich als pathisch in der im Kapitel IV, 2 erläuterten Weise und nicht als omnipotent im eigentlichen Sinne. Bei keinem dieser Patienten ist die Intelligenz und die Bildung unterdurchschnittlich, allerdings schwankt sie zwischen dem hohen Niveau bei Peter D. (37) und den eher bescheidenen Verhältnissen des Hausmädchens mit Volksschulbildung Else R. (51). Bei allen Fällen handelt es sich um leichtere bis höchstens mittlere schizophrene Residualzustände, nicht um grobe Formen der Demenz.

Der Marienvisionswahn des Pius B. (50)[5] wurde von uns an anderer Stelle (1973) ausführlich beschrieben. Ein Ingenieur, dessen ausländisches Diplom hier nicht anerkannt wurde, und dem es infolge seiner Krankheit nicht mehr gelang, die erforderlichen Zusatzprüfungen zu bestehen, geriet in soziale Not, er mußte sich als Hilfsarbeiter durchschlagen. Einen anfänglichen Verfolgungswahn formte er in einen Wahn der Macht und später der religiösen Auserwähltheit mit Marienvisionen um, was erstaunliche praktische Konsequenzen zu Folge hatte. Er reiste nämlich nach Konstantinopel, wo er von dem Metropoliten der Orthodoxen Kirche empfangen wurde und ein allerdings nichtssagendes Diplom erhielt, ferner fuhr er nach Rom, wo er zwar nicht die gewünschte Audienz beim Papst erreichte, aber immerhin mit einem Kardinal über seine Marienerscheinungen sprechen konnte.

Bei anderen Fällen – Elisabeth L. (13)[6] , Anneliese Sch. (19)[7] – wird im Rahmen eines Abstammungswahns nur ganz kurz einmal göttliche Herkunft genannt, um dann später nicht mehr erwähnt zu werden. Bei der qualvollen Psychose des intersexuellen Gerhard B. (43), die im Selbstmord endete (s. Kap. IV, 2, S. 48) kam es wiederholt zu kurz anhaltendem kompensatorischem Umschlagen in einen Erlöserwahn, der sich aber auf die Dauer gegen die Übermacht des Insuffizienzerlebens nicht durchsetzte.

Drei nicht schizophrene Patienten äußerten metaphysische Wahnideen auf sehr viel niedrigerem Niveau: Ein Imbeziller (Joseph B. – 4 –), den man ärgerte, er werde an seiner hypochondrischen Vorstellung, an Darmverstopfung zu leiden, noch „sterben", meinte kompensierend, er sei „unsterblich" geworden und war von dieser ihn wohlgemut stimmenden Idee über Jahre nicht mehr abzubringen. Bei zwei epileptischen Kranken (Anton K. – 11 – und Frieda K. – 31 –) waren Heiligkeitsüberzeugungen der Ausdruck ihrer von einer epileptischen Wesensänderung unterlegten überheblichen Bigotterie. Die zur Verfügung stehende Intelligenz war hier jedesmal sehr gering, was teils anlagemäßig, teils durch die Krankheit bedingt war.

Die angeführten Beispiele zeigen, daß das geistige Niveau des Wahnbildners in der Umformung des metaphysischen Wahns sichtbar wird.

---

[5] Paraphrenie

[6] chronische Schizophrenie

[7] chronische Schizophrenie

18

2. Abstammungswahn

Das Bemühen, sich dem Wahninhalt verstehend zu nähern, stößt bei den Abstammungsinhalten auf größere Schwierigkeiten als beim religiösen Wahn. Es ist hier nur ein annäherndes Verständnis erreichbar, dennoch ist die lebensgeschichtliche Bedeutsamkeit der Wahninhalte unbestritten. Die Problematik, die im metaphysischen Wahn krankhaft abgewandelt erlebt wird, spielt im Selbsterleben des Menschen eine zentralere Rolle als das Bewußtsein seiner Herkunft. Dies gilt auch für den den Religionen Fernstehenden. Schicksalsabhängigkeit, Unberechenbarkeit von Glück, Unglück und Tod lassen niemanden unbeteiligt. Freilich hängen die Einstellung zu diesen Gegebenheiten und ihre Verarbeitung vom intellektuellen und insbesondere emotionalen Differenzierungs- und Reifungsgrad ab.

Unseres Erachtens ist es wegen dieser Allgemeingeltung auch nicht allzu hinderlich, daß wir bei der Mehrzahl unserer Kranken über ihre Einstellung zur Religion nicht informiert sind, zumal diese ja auch bei Gesunden im Laufe des Lebens sich wandeln kann. Wie wir am pathischen Charakter der Göttlichkeitsideen zeigen werden (s. Kap. IV, 2), handelt es sich dort um ein wahnhaft begründetes Kraft- und Sicherheitsbewußtsein, das in das Gefühl einer besonderen Nähe zur göttlichen Allmacht eingebettet ist. Seinen Ausdruck findet es in der Selbsteinschätzung als „Gott Nr. 2" und Vergleichbarem.

Im Wesen des (hier allein relevanten christlichen) Gottesbegriffes liegt es, daß das Individuum zu ihm eine so persönliche Zugangsmöglichkeit hat, wie sie intimer nicht denkbar ist. (Erinnert sei an den Zusammenhang mit dem Kind-Eltern-Verhältnis in psychoanalytischer Sicht, an die Auffassung Gottes als „intrapsychische Wirklichkeit" von C.G. Jung, 1952.) Die höchste metaphysische (und im Wahn anscheinend verstiegenste) Instanz ist also zugleich die persönlich allernächste. Sie gehört zu jener „Eigenwelt", zu der u.a. auch der Binnenraum des Autismus im Sinne der späteren Ausführungen (s. Kap. IV, 1) gehört.

Das gilt nun nicht mehr im gleichen Maße für den Abstammungswahn. Die Tatsache der familiären Herkunft, also die weitgehende Festlegung des sozialen Schicksals und Ansehens, unabhängig vom eigenen Dazutun, ist für die Persönlichkeit zwar ebenfalls von sehr großer, aber doch peripherer Bedeutung als bei der zuvor besprochenen Gruppe. Die Abstammung ist keine nur einen selbst angehende, auf die „Eigenwelt" begrenzte, sondern eine gerade im sozialen Bereich, also in der allen gemeinsamen Welt, wirksam werdende Angelegenheit. Trotzdem hat sie für die Eigenwelt hohe Bedeutung. Irgendwie wirkt sich das Bewußtsein der Herkunft auf das Lebensgefühl eines jeden Menschen aus, sei es nun in der Tönung von traditionsbewußter Selbstsicherheit, sei es von Insuffizienzgefühl oder trotzigem Ressentiment. Mögen die Tendenzen des modernen Lebens den Konsequenzen der sozialen Herkunft entgegenwirken, so läßt sich doch das Wissen um hohe oder niedrige Geburt aus dem Selbstwertgefühl des Menschen nicht eliminieren. Andererseits ist die Abhängigkeit von den sonstigen unabänderlichen Schicksalsbedingungen (wie sie in der Sicht der Religion erlebt werden können, aber nicht müssen) viel größer als die von der Abstammung. Der Einfluß der Herkunft auf Lebenslauf und soziale Stellung ist begrenzt, für die Gestaltung durch eigene Aktivitäten bleibt ein großer Spielraum.

Der Abstammungswahnsinnige gründet seine gewähnte Größe also sozusagen auf eine schmalere Basis, auf einen zwar wichtigen, aber im Vergleich zum metaphysischen Wahn begrenzteren und auch randständigeren Gesichtspunkt, nämlich den der Herkunft. Eine Vereinseitigung der wahnkranken Person ist die Folge. Der Bildner metaphysischen Wahns ist im Wahnsinn der große Mensch schlechthin, ein übermenschlicher Heiliger, der schließlich mit der ihn tragenden Gottheit verschmilzt. Der Abstammungswahnkranke bleibt lediglich der allen anderen an Vornehmheit der Herkunft Überlegene. Daß auch der Abstammungswahn ausnahmslos pathisch (s. Kap. IV, 2) ist, muß kaum betont werden. Die eigene Herkunft kann man nur empfangen, nicht leisten.

In diese Gruppe haben wir auch zwei Fälle von Patientinnen mit Heiratswahn (einmal mit Adenauer – 23 –[8], einmal mit dem sozial sehr viel höher stehend erlebten Hausarzt – 8 –[9]) hineingenommen, da die Psychologie einer solchen Megalomanie u.E. der des Abstammungswahns hinreichend verwandt ist.

Unter den 57 Megalomaniefällen kommt das Abstammungsthema 9mal vor, und zwar achtmal bei Frauen. Von den als „bruchstückhafte Formen des Größenwahns" bezeichneten 20 multiformen Umbildungen, bei denen die Geschlechter gleichverteilt sind, bilden nur drei Männer, hingegen 10 Frauen Abstammungsideen. Der Abstammungswahn wird also bei unseren Patienten vorwiegend von Frauen gebildet.

Die Erklärung, daß in unserer Kultur die familiäre Herkunft wenigstens noch für die Frau als bedeutungsvoller angesehen wird, weil sie deren soziale Konsequenzen nur mit relativ höherem Aufwand kompensieren kann, liegt auf der Hand. Im herkömmlichen weiblichen Selbstverständnis spielt das von vornherein Mitgegebene, also neben der leiblichen Anmut die durch hohe oder niedrige Geburt festgelegte soziale Stellung eines Menschen, wohl auch eine größere Rolle als beim Manne, dessen traditionelle und vielleicht auch biologisch vorgegebene Zielsetzung sich eher auf Veränderung des Bestehenden durch eigenes Leisten richtet.

Außerhalb der Gruppe der bruchstückhaften Megalomaniebildungen fand sich kein Abstammungsthema als Nebenwahn.

Alle neun Patienten mit reinem Abstammungswahn waren schizophren. Aus der Gruppe mit megalomanen Bruchstückbildungen waren 12 (von 20) schizo-

---

[8] paranoide Involutionspsychose
[9] paranoid-halluzinatorische Schizophrenie

phren, wobei der Fall einer fraglichen epileptischen Wesensänderung hinzuge-
zählt wird, der von anderen Universitätskliniken und Anstalten als Schizophrenie
diagnostiziert wurde.

Wahnhafte Verwandtschaft mit geschichtlichen Persönlichkeiten der jüngsten
Zeit fanden wir dreimal:

Die 29jährige Verkäuferin Carola L. (46)[10], eine feinfühlige Asthenikerin, die sich zu
kultivierter Gesellschaft hingezogen fühlte, litt unter ihrer bescheidenen Schulbildung und
dem als grobschlächtig und verständnislos empfundenen Vater. Sie erkrankte nach einer über-
stürzt geschlossenen und nach wenigen Wochen gescheiterten Ehe, die sie als erniedrigend erlebte, an einem schizophrenen Schub mit einem Liebeswahn. Bei einer erneuten Erkrankung
2 Jahre später leugnete sie die Abstammung von ihren Eltern, beklagte ihr vereinsamtes, auf
Altjungfernschaft zusteuerndes Leben und wußte plötzlich, daß sie aus königlichem Geschlecht
stamme, wenig später, daß Adolf Hitler ihr Vater sei. Auch in der Remission äußerte sie den
Wunsch, „. . . daß ein mächtiger Mann mein Vater wäre, damit man sich nicht soviel gefallen
lassen muß".

Zwei verschiedene pathische Tendenzen verbinden sich hier: Durch die Zu-
gehörigkeit zu elitärer Vornehmheit den Härten der Welt enthoben zu sein
und das Beschütztsein durch einen starken väterlichen Mann.

Ein anderer Fall der Abstammungsgruppe, nämlich derjenige der 55jährigen
Elisabeth L. (13)[11], zeigt, daß das wahnhafte Selbst nicht nur immer größer,
sondern im Laufe der Zeit auch wieder kleiner werden kann:

Während einer 27jährigen Wahnkrankheit, die sich aus Beeinträchtigungsideen entwickelte, von denen Frau L. nie ganz frei geworden ist, kam es bald zu der Vorstellung, Hitler, Göring
und Goebbels seien ihre Onkel (1944), 3 Jahre später wähnte sie Gott als ihren Onkel und
bald darauf erlebte sie sich als „Herr aller Heerscharen und oberster Richter". Allmählich
ruhiger und auch defizienter werdend, legte sie sich dann nur noch bombastische Namen zu,
wie „Elfriede Hildegard Ruth von Raschka". Später, bei unserer Nachuntersuchung, hatte
sich die mittelgradig zerfahrene, affektiv erstarrte Frau mit der Position einer „Oberin des
Hauses" begnügt.

Ch. Müller (1959) hat bereits darauf hingewiesen, daß Besserungen häufiger
mit einem Maßvollerwerden jeglicher Art von Wahn einhergehen. Man hätte
diesen Fall gewissermaßen dem metaphysischen Größenwahn zurechnen können.
Wir taten es nicht, weil die Zeiten der gewähnten vornehmen Abstammung weit
überwogen. Überdies meinen wir, der Göttlichkeitswahn sei nicht in der Innerlichkeit eines Verhältnisses zu den letzten Dingen verwurzelt gewesen, sondern
habe einer Übersteigerung des aristokratischen Lebensgefühls entsprochen, wobei
kurze Zeit („Herr aller Heerscharen") auch das pathische Moment zurückgedrängt
wurde. Der Trotz gegen die gleichzeitig erlebte Bedrängnis kann hier eine Rolle
spielen (Kraepelin, 1915); außerdem ist es allzu menschlich, im Gefühl besonders
großer Sicherheit überheblich zu werden und zu vergessen, daß diese Sicherheit
niemals autochthon sein kann, mag es der Kranke auch anders erleben.

Anna Z. (23)[12] meinte, die Ehefrau Adenauers zu sein. Sie war stark an ihren inzwischen
verstorbenen Ehemann gebunden. 39jährig war sie einmal einer wahnhaften Eifersucht mit

[10] Schizophrenie
[11] schizophrener Defektzustand
[12] paranoide Schizophrenie

Halluzinationen, er sei ihr untreu, erlegen. Nach seinem Tode, als sie 45 Jahre alt war, entwickelte sie einen Beeinträchtigungswahn. Stimmen sagten „Hure" zu ihr, was vermutlich ihrer Ambivalenz zwischen verdrängten Wünschen und der Treueverpflichtung gegenüber dem Andenken des Toten entsprach. Drei Jahre später wähnte sie sich als Ehefrau des Kanzlers, später steckte sie zurück: sie sei inzwischen wieder von ihm geschieden worden.

Die 61jährige Hilde G. (8)[13], ein früheres Hausmädchen aus ländlichen Verhältnissen, äußerte nach einem 28 Jahre währenden Beeinträchtigungswahn mit sexueller Verfolgung, die Frau ihres früheren Arztes zu sein.

Der 72jährige Lampert K. (12)[14] leitete nach 35jähriger Querulanten-Paranoia aus einer Silbe seines bürgerlichen Namens (graf) ein Adelsprädikat ab.

Sicher ist dies ein randständiger Fall, mehr trotzig als pathisch erlebt. Eine Rolle spielte dabei, daß sein kampflustiges, hemmungslos und pausenlos beleidigend schimpfendes Benehmen ihn trotz sicher guten Willens seiner Betreuer in eine besonders demütigende Form der Einschließung gebracht hat.

Die restlichen vier Fälle gruppieren sich um Wahngebilde feudalen Herrschertums.

Der Fall der gebildeten Klara-Maria S. (47)[15] zeigt wohl am deutlichsten, wie der Wahn, von einer mystischen Königsgestalt abzustammen, die Hoheit, Weisheit und Pracht in einziger Weise in sich vereint, einer intelligenten Kranken, die früher unter Schuld und eigenem Versagen litt, ein die Persönlichkeit ausfüllendes aristokratisches Selbstbewußtsein verleihen kann.

Die 47jährige Edelsteinhändlerin stammt aus einer süddeutschen Kleinstadt. Nachdem ihr Vater, ein trunksüchtiger Maurer, Selbstmord begangen hatte, wurde sie bei Verwandten in Nordwestdeutschland großgezogen. Die Pflegeeltern ermöglichten dem intelligenten Kind eine Schulausbildung bis zum Abitur. Zur Finanzierung des Gymnasiums und später der Hochschulausbildung trug sie selbst durch Nachhilfeunterricht bei. Sie studierte Biologie, versagte aber bei der Abschlußarbeit, wobei die emotionale Ablenkung durch die Lösung eines Verlöbnisses wohl eine Rolle spielte. Wenig später kam es zur „Liebe auf den ersten Blick" und baldigen Heirat mit einem Kriegsversehrten, der einen Arm und ein Bein verloren hatte. Die Ehe, der zwei Söhne entstammen, wurde aber bald durch den früheren Verlobten, einen Frauenarzt, empfindlich gestört. Frau S. blieb weiterhin leidenschaftlich an ihren früheren Verlobten gebunden, was vier Abtreibungen zur Folge hatte. Zur Scheidung kam es nicht.

36jährig (1956) erkrankte sie erstmals an einem schizophrenen Schub. Sie meinte, die Polizei fahnde im Hause nach Abtreibungsinstrumenten. Halluzinatorisch laut werdende Gewissensbisse wegen der Interruptionen, Verfolgungs- und Schuldangst sowie Halluzinationen kennzeichneten den Zustand. Nach einem Suizidversuch kam es zu einem Sanatoriumsaufenthalt.

Ein Jahr später erfolgte ein neuer Schub mit Schuldgefühlen, sie könne das ihrem Mann angetane Unrecht nicht wieder gutmachen. Dreimal versuchte sie, sich das Leben zu nehmen, durch Injektionen von Luft, Einatmen von Leuchtgas und Öffnen der Pulsadern. Nach einigen Wochen stationärer Behandlung mit unterstützender Psychotherapie war sie voll remittiert. In dem 10jährigen freien Intervall starb 1959 ihr Ehemann, und sie führte dessen Edelsteinhandel selbständig weiter. Dies gelang ihr anfangs ausgezeichnet. Auch der Erziehung ihrer Söhne, die das Gymnasium besuchten, war sie vollauf gewachsen. „Heiter, temperamentvoll, stets auf der Achse — Gemütlichkeit gibt es bei uns nicht", schilderte der älteste Sohn den damaligen Zustand seiner Mutter. Allmählich wurde die früher gesellige Frau aber zurückgezogener und seltsamer. 1963 (43jährig), 7 Jahre nach Krankheitsbeginn, äußerte

---

[13] Defektschizophrenie
[14] Paranoia
[15] Schizophrenie

sie Größenideen. Sie behauptete, eine „geistige Jüdin" zu sein und verlor einen Prozeß, weil sie einen Lieferanten mit der Begründung nicht bezahlen wollte, sie habe an ihn eine Millionenforderung wegen wissenschaftlicher Forschungen.

Mitte 1967 kam sie erneut in unsere Klinik. Sie hatte Hausbewohnern, von denen sie sich verfolgt fühlte, Prügel angedroht. Bei uns geriet die sich selbstbewußt gebende miß- trauisch-gereizte Frau in einen starken Rededrang, war in leichterem Grade zerfahren und benutzte Wortneubildungen. Sie berichtete von ihrer Abstammung aus dem Hause des Königs Salomon. Ihre Mutter sei eine getaufte Jüdin und habe sie (die Patientin) von dem unge- tauften Weinhändler Salomon Weiß empfangen, geheiratet habe sie aber den nichtjüdischen Maurer S., der nicht ihr Vater sei, obwohl sie seinen Namen trage. Sie werde nun von den Juden des Alten Testamentes verfolgt, u.a. gehe es darum, ihr ihren Anteil aus dem in der Schweiz aufbewahrten 600-Millionen-Fond für verfolgte Juden vorzuenthalten. Bei einem kürzlich abgelaufenen, internationales Aufsehen erregenden Wirtschaftsprozeß sei es auch um ihr Geld gegangen. Auch die Familie Rothschild und die Familie Amsberg, „das Kind von Holland", verfolgen sie ebenso wie der israelische und amerikanische Geheimdienst. Dabei werden alle Mittel der Wissenschaft und Technik gegen sie eingesetzt, auch ein ameri- kanischer General habe dabei seine Hand im Spiel. Zweimal sei im letzten halben Jahr ein „Strahlenattentat" auf sie ausgeübt worden. Sie habe dies daran gemerkt, daß es mitten in der Nacht plötzlich in ihrem Zimmer ganz hell geworden sei. Möglicherweise handelte es sich dabei um eine verkannte und wahnhaft ausgedeutete Symptomatik einer beginnenden Netzhautablösung, deretwegen Frau S. während des Aufenthaltes bei uns in der Augenklinik operiert wurde. Aber auch hiervon abgesehen, spürte sie, daß sie in der letzten Zeit regel- mäßig Vergiftungsversuchen ausgesetzt war.

Ihr Erwähltheitsbewußtsein kam in einer deutlich zur Schau gestellten entsprechenden Haltung ebenso zum Ausdruck wie in dem, was sie in freilich recht verworrener Weise sagte: „. . . und ich habe geboren in Gold und Edelsteinen. Meine Söhne sind reine Geistgeburten, dazu gehört das Gold. Das bedeutet, daß wir immer auf dem biblischen Leben uns bewegt haben". Skeptischen Bedenken gegen ihre Abstammung begegnete sie mit dem eindrucksvol- len Argument: „Dazu brauche ich keine Ahnenliste, das Sein genügt, daß ich es bin." Sie habe um ihre Abstammung schon seit dem zweiten Lebensjahr gewußt. Auch das verfehlte Abschlußexamen brachte sie jetzt mit ihrer Erwähltheit in Verbindung: „Ich habe weder Rang noch Würde, noch Doktortitel, noch Professorentitel", sie habe keine Prüfung abge- legt, weil sie sonst ihrer Berufung, mit Gold und Edelsteinen Umgang zu haben, untreu ge- worden wäre. Das habe sie damals schon gewußt und im Blute gespürt, da sie doch aus dem Stamme Salomo sei.

Während der klinischen Behandlung bildeten sich Zerfahrenheit und Rededrang bald zurück, während sie in sthenischer Weise weiterhin ihren Abstammungs- und Verfolgungs- wahn verteidigte. Die Patientin, der man übrigens die jüdische Abstammung nach ihrem Aussehen glauben würde, gab uns an, daß sie schon als Kind von den Juden eine hohe Mei- nung gehabt habe, wegen ihres klugen Händlertums, ihrer Traditionstreue und der starken Vitalität, durch die sie sich trotz der Verfolgung in der Minorität halten können. Einige Wochen später kam es bei der Patientin zu einer guten sozialen Remission, dem Verschwin- den auch latenter Denkstörungen, aber zu keiner echten Wahnkorrektur.

Ein Jahr danach trafen wir sie zufällig auf der Straße. Sie war sorgfältig gekleidet, wirkte selbstsicher, freundlich und gewandt, erzählte aber spontan wieder vom „Strahlenattentat" und daß sie mit „Randstrahlen" beeinflußt werde.

In drei anderen Fällen handelt es sich bei der Thematik des Abstammungs- wahns nur um ein Sich-Schmücken mit tönenden Titeln, die einer überheblichen Gestimmtheit Ausdruck verleihen.

Margarete F. (6)[16], ehemals eine Nymphomanin und im Vorfeld ihrer nach dem „Simplex- Typ" verlaufenen Schizophrenie asozial gewordene Akademikerfrau, begründete mit der Silbe „chin" in ihrem Mädchennamen, daß sie vom Kaiser von China abstamme. Weil der leibliche Vater außerdem Pole war, stamme sie auch vom polnischen König ab.

---

[16] chronische Schizophrenie

Eine 67jährige defektuöse, unter verworrenen paranoid-halluzinatorischen Erlebnissen stehende Frau — Elisabeth M. (34)[17] —, die schon 40 Jahre krank ist, behauptete, ihr Vater sei Kaiser und regiere in Rußland. Ihre Schwester sei mit Napoleon verheiratet und besitze 51 Millionen.

Das 68jährige ehemalige Hausmädchen Annaluise S. (19)[18] behauptete bei Beginn der schizophrenen Psychose vor 20 Jahren ebenso wie jetzt, sie sei die „Königin Anneliese von England und die Armenkönigin". „Mein Vater hat das Schicksal von Pforzheim und ganz Deutschland zu tragen. . . . Der Negus von Amerika hat mich auch immer ‚Himmelsmacht' gerufen."

Von den als megalomane Bruchstücke bezeichneten Fällen von denen später noch die Rede sein wird, unterscheiden die beschriebenen Wahnbildner sich durch die deutlich überwiegende Abstammungsproblematik. Sie waren alle nur von höchstens durchschnittlicher Begabung und schlichter Bildung. Die Patientinnen, bei denen Monarchenabstammung eine Rolle spielte, wurden alle vor 1910 geboren, ihre wahnhaften Größenideen entsprechen also den sozialen Verhältnissen ihrer Kindheit. Dies gilt übrigens auch für fünf von acht derjenigen Patienten, die wir der Gruppe der sogenannten megalomanen Bruchstücke zugerechnet haben. Das Thema dieses Wahns ist offenbar in dem Maße im Verschwinden begriffen, wie die soziale Bewertung dessen, was man allein der Geburt verdankt, an sozialer Achtung weniger gewichtet wird.

3. Wahnhafte Geistesgröße

Unsere Gruppierung der Wahnthemen kann man nach den Gesichtspunkten einteilen: „Was einer *ist*" (metaphysischer und Abstammungswahn), „was einer *kann*" (Machtwahn) und „was einer *hat*" (Reichtumswahn). Dieser Reihenfolge entspricht die Richtung vom Zentrum zur Peripherie der Person. Über einen imaginären Riesenbesitz kann der Kranke auch im Wahn nur verfügen, der Wert seiner Person wird dadurch nur indirekt, nämlich in seinen Auswirkungen auf die Umwelt, nicht aber in sich selbst erhöht. Auch die Macht, zu der ja die persönlichkeitsunabhängigen situativen Voraussetzungen der Machtermöglichung gehören, betrifft nicht im gleichen Maße das Wesen eines Menschen, wie die Innerlichkeit der Einstellung zum Metaphysischen und der Abstammung.

Bevor wir uns der Gruppe des Machtwahns zuwenden, müssen wir noch jene Gruppe berücksichtigen, die sich ebenfalls in ihrer Art des Menschseins, nämlich ihrer Begabungsausstattung, einmalig wähnt und nicht oder erst in zweiter Linie in angeblichen Möglichkeiten der Umweltbeeinflussung durch Handeln. Es sind wahnhafte Geistesgrößen, bei denen freilich eingeräumt werden muß, daß sie einen Übergang zum megalomanen „Können" darstellen. Mit diesem Doppel-

---

[17] Defektschizophrenie
[18] Defektschizophrenie

24

gesicht sowohl nach der Seite des dem Menschen Mitgegebenen als auch nach der des durch den Menschen frei Bestimmbaren hängt wohl die Möglichkeit zusammen, daß diese Wahnform nicht pathisch, sondern auch aktivisch erlebt werden kann.

Wir können vier Beispiele anführen, von denen überdies eins zu einer anderen Hauptgruppe gehört, das Geniebewußtsein dort also Nebenwahn ist (47), und eins nicht zum Kollektiv gehört, sondern nur als Beispiel erwähnt wird. Zweimal erscheint das Thema zudem in der Gruppe der sogenannten megalomanen Bruchstücke (18, 40). Zählt man den Nebenwahn (47) und die Fälle 18 und 40 hinzu, dann ist das Verhältnis der Geschlechter 4:1 zugunsten der Männer.

Es spricht bei unseren Patienten also mehr dafür als dagegen, daß der Geniewahn von Männern bevorzugt wird. Auch die allgemein-psychologische Erfahrung stützt diese Auffassung. Die Idealvorstellung bzw. der Wunschtraum, ein an Geistes- und Schöpferkraft die Mitwelt einsam überragendes Individuum zu sein, gehört im allgemeinen eher der männlichen als der weiblichen Phantasiewelt an.

Der 49jährige Gregory K. (45)[19] ist ein durch die Kriegswirren nach Deutschland verschlagener Ukrainer. Er hatte eine der mittleren Reife entsprechende Ausbildung in seiner Heimat erhalten, wo er übrigens wegen kleiner Diebereien in seiner Jugend Schwierigkeiten hatte. Nach dem Krieg war er zuerst Schwarzhändler, später machte er eine Gesangsausbildung durch und erhielt eine städtische Anstellung. Seit jeher dazu neigend, sich von Frauen aushalten zu lassen, heiratete er 1963 eine 41jährige Lehrerin, der er das Geldverdienen überließ. Er selbst schrieb nun jahrelang an einem Buch über Gesangsausbildung. Er kam nur sehr langsam damit vorwärts, ahnte wohl auch, daß er seine Kräfte überschätzt hatte, wehrte aber diese Selbsterkenntnis durch eine Verkehrung ins Gegenteil ab: Ziel seines Werkes sei nicht ein Lehrbuch über die Gesangstechnik, sondern „der Menschheit das richtige Atmen beizubringen". Offensichtlich kompensiert hier der beruflich gescheiterte und moralisch fragwürdige Mann sein Versagen mit Riesenansprüchen, die das ursprünglich wohl ganz vernünftig geplante und sinnvoll begrenzte Unternehmen scheitern lassen. Das real nicht mehr Erreichbare wird durch Genialitätsphantasien ersetzt. K. schickte dann das mittlerweile abgeschlossene Manuskript an Experten, die ausweichend antworteten, jedenfalls seine Hoffnungen nicht erfüllten. Kurz vor der schizophreniform gestalteten abnormen Krise klagte er sich der Ehefrau gegenüber in einem langen Brief wegen verschiedener Ehebrüche und sonstiger moralischer Fehltritte als sittlich minderwertiger Mensch an. Bald danach hörte er die Stimme einer bekannten Sängerin, die sein Buch lobte, er fühlte sich durch einen imaginären „Hypnotiseur" oder „Psychotherapeuten" beeinflußt, der halluzinatorisch den hohen Wert seines Buches bestätigte und ihm eine große Zukunft als berühmter Mann voraussagte.

Durch somatische Therapien wurde eine Beruhigung und Distanzierung, aber keine eigentliche Korrektur erreicht.

Hier betrifft die Selbsterhöhung das, was einer „ist", nämlich schöpferische Fähigkeiten und sittlichen Wert, woran es in Wirklichkeit mangelte.

In diesen Zusammenhang gehört auch ein durch jahrelangen Drogen- und Alkoholmißbrauch hirngeschädigter chronischer Konfabulant, der seit jeher eine abnorme Persönlichkeit war:

---

[19] Paraphrenie (mit sehr starker katathymer Tendenz)

Der 40jährige Patient Gerhard Z. (42)[20] hat ein Handwerk gelernt, aber dann viele Berufe kurzfristig gewechselt. 22jährig heiratete er eine Bankangestellte, die ihm intellektuell überlegen war und über den willensschwachen Mann in entwürdigender Weise dominierte. Sie ließ ihm nur ein kleines Taschengeld, plagte ihn wegen einer einmaligen Eheverfehlung jahrelang mit heftigen Eifersuchtsszenen, schlug ihn und führte wohl die Rolle seiner Mutter weiter, die ihn vergleichbar behandelt hatte. So geriet er in Trunkenheit und Mißbrauch von Aufputschmitteln und Kopfschmerztabletten. Immer wieder reichte sie die Scheidung ein, die sie dann auf sein flehentliches Bitten und seine Demutsgebärden hin wieder zurückzog. Als sie sich schließlich doch schuldlos scheiden ließ, duldete sie ihn eine Zeitlang weiter in der Wohnung, wo er nun mit dem Freund seiner Frau zusammen leben mußte. Er trennte sich dann, geriet aber in massives Suchtverhalten, nahm täglich 100 Jetrium-Tabletten, wurde Kettenraucher und verwahrloste sozial, u.a. unternahm er einen Selbstmordversuch durch Trinken von 1,5 l Cognac. 1961 wurde er wegen eines szenischen Delirums in einem psychiatrischen Landeskrankenhaus untergebracht. Er schilderte später seine damaligen Erlebnisse, die wohl am ehesten dem Begriff des Oneiroids zuzurechnen sind, in der Art eines Märchens aus 1001 Nacht, wobei man den Eindruck einer Mischung von Dichtung und Wahrheit bei allerdings erstaunlicher Phantasie gewinnt. In der Folgezeit hauste er dann in Obdachlosenasylen, weil er alles, was er als Hilfsarbeiter verdiente, für seine Suchtmittel verbrauchte.

Wieder in ein psychiatrisches Landeskrankenhaus gebracht, zeigte er viele zweckgerichtete Weisen des Fehlverhaltens; man bescheinigte ihm ein Ganser-Syndrom und Simulation. Nach der Entlassung beging er Eigentumsdelikte, wie Autodiebstähle, was ihm ein Jahr Gefängnis einbrachte.

Er war dann noch in vier psychiatrischen Krankenanstalten, wo stets die gestellte Verdachtsdiagnose auf eine paranoid-halluzinatorische Schizophrenie zugunsten von psychopathischen Ausnahmezuständen korrigiert wurde. Er drängte nach kurzer Zeit immer wieder aus den Anstalten hinaus und verfiel dann rasch wieder der Trunksucht und dem Medikamentenabusus.

Im Luftenzephalogramm, das in einer Universitätsklinik durchgeführt wurde, zeigte sich ein geringgradiger symmetrischer Hydrocephalus internus bei normalen Liquorbefunden; Z. hatte in diesem Krankenhaus einmal einen epileptischen Anfall erlitten. Seit 1965 lebt er mit nur geringen Unterbrechungen im gleichen PLK. Alle Versuche, ihm dort etwas mehr Freiheit zu gewähren, scheiterten am raschen Rückfall in die Trunksucht.

1966 entwickelte sich nach einem erneut gescheiterten Entlassungsversuch ein phantastischer Größenwahn. In formal geordneter, inhaltlich aber verworrener Weise äußerte er, er mache eine Ausbildung als Astronaut, deshalb sei er in dem PLK untergebracht. Diese Ausbildung laufe seit 12 Jahren, seither werde laufend Geld auf sein Konto überwiesen. Die Ausbildung als Astronaut dauere so lange, weil er die Anziehungskraft der Erde überwinden müsse. „Terra, die Erde" . . . heute mittag um 12 Uhr werde der Bann gebrochen und er als Astronaut anerkannt. Später erzählte er, daß er von der Bundeswehr beaufsichtigt und telepathiert werde, er unterstehe direkt dem Verteidigungsminister, er habe selbst den Rang eines Majors. In der Kirche habe er die Stimme Gottes gehört und habe mit Gott gesprochen.

Einige Zeit später wird er als „akut psychotisch" geschildert, er lief schreiend über den Hof, daß er die „Schweinehunde" und „Zuhälter" umbringen werde.

Noch 1966 sagte er voraus, 1972 Boxweltmeister zu werden. Im gleichen Jahr berichtete er, eine Wasserkanone entwickelt zu haben, um in Afrika Elefanten zu jagen.

1967 verunglückte er, als er sich vom Toilettenfenster aus abseilen wollte. Er begründete dies damit, daß er vom Mond Verstärkung holen müsse.

Als wir ihn 1968 explorierten, waren wir über die Diskrepanz erstaunt, die zwischen dem geordneten, selbstbewußt auftretenden Verhalten und der gedanklichen Auflockerung bestand. Die Stimmung war leicht gehoben. Das Mikrophon in der Hand, sprach er pausenlos

---

[20] ein Zustandsbild, das dem konfabulatorischen Paranoid Leonhards (1936) und der Paraphrenia confabulans Kraepelins (1915) nahesteht, jedoch bei körperlich begründbarer Krankheit (chronischer Alkoholismus) auftritt

und ausgesprochen zerfahren, während er außerhalb der Tonbandaufnahme geordnet sprach, allerdings aber immer wieder zu seinem megalomanen Lieblingsthema hindrängte und dann zerfahren wurde: „Ich habe mich schon seit 8 Jahren mit der Weltraumschiffahrt befaßt, auch in der Zukunft . . . vor allen Dingen habe ich angefangen, die Untersuchungen zu machen wie Hans Dominik. Ich habe damals diese Bücher gelesen, und zwar sehr viele, und vor allen Dingen die vielen Begriffe da . . . entstanden sind in diesen Fällen, in den Beschreibungen, die ich gelesen habe, da kommen Begriffe, die Sie heute finden, z.B. in wissenschaftlichen Büchern, Werken usw., alle wieder zum Vorschein, d.h. also technische Geräte, die eigentlich noch gar nicht da sein dürften, heute schon längst irgendwie existieren. Das heißt also, Menschen, die von sich aus glauben, daß von irgendeiner höheren Stelle aus die Dinge nicht beobachtet würden . . . einem Irrtum verfallen sind. Denn in Wirklichkeit ist es so, wir haben und wir glauben an nichts, sind ja Techniker, vor allen Dingen der Meßtechnik und in der Radartechnik, Lichttechnik, alles . . . in anderen Dingen viel weiter fortgeschritten, als sie es zugeben. Vor allen Dingen, was mich beschäftigt hat, ist ja das, woher kommt der Mensch, und für mich ist ein Begriff, warum die Wissenschaftler und die Forscher auf Erden, jedenfalls hier . . . sich fragen, woher kommt der Mensch. Sie suchen hier in der Erde, sie suchen auf dem Meeresboden, sie suchen in der Tiefe darum überall. Ich von mir aus möchte sagen, der Mensch kommt nicht von dieser Erde, er wird auf dieser Erde, sagen wir mal, in eine Art Raum eingesperrt, wo er vielleicht für einige Dinge, die früher unsere Ahnen mal begangen haben, bestraft worden ist oder noch wird, d.h. aber, daß die, von sich aus einige Dinge betreiben, so stark daran interessiert sind, die Menschen tatsächlich nach und nach . . . soweit zu bringen, durch Angst und Schrecken, daß die Menscheit in ein Inferno ausbrechen würde, d.h. also ich selbst lehne es ab, die Theorie, die bisher besteht, daß der Mensch von dieser Erde kommt." (Es liegt also Erforderniszerfahrenheit im Sinne unserer Ausführungen im Kap. IV, 3 vor.)

Eine später durchgeführte psychologische Untersuchung ergab leichtere Hinweise für psychoorganische Veränderungen. Auffällig war, daß Z. der Aufforderung, sich in eine Märchensituation zu versetzen und drei Wünsche zu äußern oder zu sagen, in welches Tier er sich am liebsten verwandeln würde, entgegen den durch seine phantastischen Erzählungen gesetzten Erwartungen gänzlich phantasielos nachkam oder die Antworten schuldig blieb.

4. Machtwahn

Der Wahn, über politische Macht zu verfügen, fand sich unter unseren 57 Fällen viermal in reiner Form, viermal als dominierender Anteil bei den sogenannten megalomanen Bruchstücken, einmal als Nebenwahn.

Bei allen Fällen handelte es sich um Wahngespinste des Mächtigseins aus dem gegenwärtigen politischen Leben der westlichen Welt. Freilich ist zu berücksichtigen, daß die Herrschaftsformen altertümlicher Könige und Kaiser zum Abstammungswahn gezählt wurden, andererseits ist der Faktor „Macht" auch im Reichtumswahn enthalten. Da aber nicht die Verbalisierung des Wahnthemas für unser Interesse vorrangig ist, sondern die sich im Wahnthema niederschlagende unterschiedliche Befindlichkeit der sich selbst Überschätzenden in den oben erwähnten Bereichen des Seins, des Könnens und des Habens, ist die gesonderte Besprechung gerechtfertigt. Den sich als Kaiser und König Wähnenden geht es um ihre erhabene Herkunft und höchstens in zweiter Linie um die damit verbundene Macht. Den wahnhaft Reichen liegt am Besitz. An der Verwendung dieses Reichtums, an dessen Umsetzung in Macht war unter 16 in Frage kommenden Fällen nur einer Patientin gelegen. Sie wollte die Klinik kaufen, womit sie aber auch nur ihren Reichtum demonstrieren und nicht irgendwelche Machtziele, wie etwa die Veränderung von Bestehendem, verwirklichen wollte.

Von den fünf ausschließlichen Machtwahnbildnern und den vier hier in Frage kommenden, unter den sogenannten megalomanen Bruchstücken eingereihten Kranken findet sich nur ein hirnorganischer Patient, die übrigen sind Schizophrene.

Bei einem anderenorts ausführlicher dargestellten und hier nur skizzierten Fall (Kap. III, 1, S. 17) und dem im folgenden geschilderten Kasus zeigte sich, daß die autistische Macht Kompensation realer Ohnmacht der präpsychotischen Lebensgeschichte sein und fließend aus dem Ressentiment des Gesunden herauswachsen kann.

Der soziale Abstieg des Pius B. (50), bei dem die Macht in der Rolle eines Nebenwahns erschien, war eng mit seiner Aussiedlung aus Oberschlesien verbunden. Daß er von politisch besseren Zeiten für seine Heimat träumte, ist verständlich. Auf dem Boden einer beginnenden Schizophrenie und unter dem Einfluß seiner eigenen beruflichen Insuffizienzgefühle führte dann der Weg in den Größenwahn, er selbst würde Herrscher eines souveränen Schlesiens werden.

Die Kraft des Ressentiments, aus der Erniedrigung in die Erhöhung zu führen, zeigte sich bei dem 49jährigen Helmut K. (53), der durch hirnorganische Veränderungen in seiner Leistungsfähigkeit behindert ist.

Sein Vater war in einer kleinen schwäbischen Stadt Besitzer einer Mühle, die seit Generationen in den Händen der Familie war. Mit dem beruflich tüchtigen, leutseligen Mann, der auch in der Familie tonangebend war, verstand sich der Patient gut. Der Vater starb 1949, als Helmut K. 30 Jahre alt war. Die Mutter, die als 83jährige z.Z. unserer Untersuchung noch lebte, stand in ständiger Spannung zuerst mit ihrem Mann und dann mit dem Patienten.

Körperlich und geistig soll die kindliche Entwicklung unauffällig verlaufen sein. Es fällt aber auf, daß Helmut K. nur die Volksschule absolvierte, was dem sozialen Status der Familie nicht entsprach. Nach abgeschlossener Müllerlehre gründete er nach seinen eigenen Angaben am Lehrort die Hitlerjugend. Er wechselte dann mehrmals die Arbeitsstellen, weil die Arbeitgeber „ihm nichts Neues bieten konnten", jedenfalls liebte er die großen Worte, wenn er aus seinem Leben berichtete. Schließlich bekam er eine Stelle am Reichsinstitut für Getreideforschung in Berlin. Er schilderte sich als engster Mitarbeiter seines Professors in Forschungsangelegenheiten, erkundigte man sich näher, so war es eine schlichte Laborantenstelle, die er dort bekleidete. Immerhin besuchte er dann eine Müllerei-Hochschule, welche Ausbildung er aber wegen des Krieges nicht abschließen konnte. Er selbst freilich leitete davon seinen Anspruch ab, „fast das Abitur gemacht" zu haben.

„Eine Frau braucht man, dafür lebt man ja", schilderte er seine erotischen Bedürfnisse, die mit 16 Jahren erstmals in Erscheinung traten, recht deftiger Natur und im großen und ganzen so waren, daß er stets eine Freundin hatte, von den Frauen allerdings meist früher oder später wieder verlassen wurde.

Im Kriege war er als Mechaniker bei einer Jagdstaffel der Luftwaffe eingesetzt. Bei einem Autounfall erlitt er 1943 eine Contusio cerebri, bei der er angeblich 3 Wochen lang bewußtlos gewesen sein soll. 1944 erlitt er noch einen Unfall. Aber jetzt kommen durch seine prahlerischen Wahrheitsverfälschungen bereits Ungenauigkeiten in die Berichterstattung. Nach objektiven Unterlagen ist er von einem Scheunendach 2 m tief hinabgestürzt und mehrere Stunden bewußtlos gewesen. Er selbst gab an, bei einem Schulungsflug abgestürzt zu sein, was aber offenbar eine heroisierende Verfälschung war.

Im Herbst 1945 übernahm er dann das elterliche Mühlengeschäft, das er nach dem baldigen Tode des Vaters allein führte. Offenbar hatte er von Anfang an nur geringen Erfolg. Er zerstritt sich wegen Schwarzhandelsgeschäften mit der Familie, so daß man, obwohl er 1946 noch die Meisterprüfung ablegte, seinen Bruder in das Geschäft holte, der ihn bald aus der Firma hinausdrängte.

Er selbst gründete 1949 eine eigene Import-Export-Firma. Seine Geschäfte, etwa der Handel mit Badewannen nach Persien, gingen von Anfang an bescheiden. 5.000 — 6.000,— DM in 3/4 Jahren überschritt der Verdienst nicht. Als dann durch gesetzgeberische Maßnahmen eine stärkere Kapitalkraft der Exportfirmen verlangt wurde, war er nicht mehr konkurrenzfähig. Schon in den Jahren 1947-1949 machte sich ein Nachlassen seiner Leistungsfähigkeit und ein sozial störendes Fehlverhalten bemerkbar. Er litt unter Konzentrationsstörungen, Übererregbarkeit und wurde von seinen Angehörigen vor den Richter gebracht, weil er Mutter und Schwester brutal geschlagen hatte. 1953 wurde er in Nürnberg wegen Meineids bestraft, weil er bei einer Razzia offenbar wahrheitswidrig behauptet hatte, Polizisten hätten die festgenommenen Frauen unsittlich berührt.

Er wurde wiederholt begutachtet, teils im Rahmen eines Rentenverfahrens, teils weil seine Familie ihn zu entmündigen wünschte, letzteres konnte aber nicht durchgesetzt werden. Damals (1949) wurde bei einer Luftenzephalographie deutlich, daß eine seitendifferente Ventrikelerweiterung mit Verplumpung des linken Vorderhorns vorlag.

1956 wurde die Mühle nach dem Tode des Bruders verkauft, und für K., der bis dahin trotz stärkster Spannungen noch bei seinen Angehörigen gewohnt hatte, begann nun ein unstetes Wanderleben. Mit beispielloser Hartnäckigkeit machte er immer wieder den Versuch einer differenzierten kaufmännischen Ausbildung und versuchte, dementsprechende Anstellungen zu erhalten, was beides nie Erfolg hatte. An zwei privaten Handelsschulen nahm er an Lehrgängen als Steuerberater teil, erhielt aber niemals ein Abschlußdiplom. Seinen Lebensunterhalt fristete er an armseligen Arbeitsplätzen, während er sich ständig um gehobene kaufmännische Posten bewarb, die er aber nicht erhielt, sicherlich u.a. auch deswegen, weil er kein Zeugnis einer abgeschlossenen Ausbildung vorzeigen konnte. Auch der über einige Monate fortgesetzte Besuch einer privaten Akademie für Welthandel verlief im Sande, weil er nicht über die erforderlichen finanziellen Mittel verfügte und übrigens auch den Anforderungen nicht gewachsen war.

Mit immer noch sehr schwelendem Affekt erzählte er uns von einem Geschäftsführerposten, um den er sich bewarb, und der mit einer eventuellen Einheirat verbunden gewesen sei. Er habe bei der attraktiven Besitzerin des Geschäftes alle Chancen gehabt, bis diese sich beim Arbeitsamt über seine Ausbildung erkundigt habe. Leider habe sie einen Beamten gefragt, der über ihn nicht richtig informiert war, und deshalb eine ungünstige Auskunft erhalten, sonst hätte er gewiß diese Stelle bekommen. Er fing dann noch verschiedene Lehrgänge für gehobene Wirtschaftskunde an, mußte sie aber jedesmal wegen Geldmangels wieder abbrechen. Völlig verbittert er, als er schließlich eine Ausgleichsrente von 400,— DM erhielt und diese nach seinen Angaben für die Bezahlung der Lehrgänge gepfändet wurde.

1958 ging er eine Ehe ein, in der er sich nur ausgenützt und betrogen fühlte, bis es nach 2 Jahren zur Scheidung kam. Kurz darauf ließ er sich einige Zeit von einer Kinderheimleiterin aushalten, der er einredete, sie solle mit ihm zusammen ein Kindersanatorium eröffnen. Als vom Amtsarzt das Fehlen aller Voraussetzungen festgestellt wurde, endete auch dieses Verhältnis in einer für ihn demütigenden Weise.

Als seine Misere dann immer mehr zunahm und er nirgends mehr Arbeit fand, kam es 1959 zu sicher megalomanen Unternehmungen. Im Gegensatz zu den verhältnisschwachen Riesenansprüchen des ins Elend geratenen Mannes, die auf dem Boden von wohlverständlichen Kompensationsbedürfnissen zwar unvernünftig, aber gut einfühlbar sind, ist hier die Grenze dessen, worin sich das unvoreingenommene natürliche Verstehen hineinversetzen kann, eindeutig überschritten. Er hatte damals in der Zeitung gelesen, daß in Süd- und Südwestafrika durch Trockenheit Schäden in Höhe von 400 Millionen DM entstanden waren. Er sei daraufhin zur Landesbibliothek nach Stuttgart gefahren und habe sich sämtliche Unterlagen herausgesucht, die er benötigte, Bücher über Südwestafrika, die Kalahariwüste etc. Er sei auch nach München zum englischen Konsulat gefahren, um sich dort Bücher und

Material über Südafrika zu besorgen. „Dann bin ich nach Hause gefahren und habe die Sache ausgewertet." Dem zuständigen Minister in Südafrika habe er in einem Brief vorgeschlagen, daß die Beseitigung der Trockenheit nur durch die Aufstauung des Oranje- und des Vaal-Flusses bewerkstelligt werden könne. Der Einwand, daß Südafrika doch wohl eigene Spezialisten habe, die sich in der Sache besser auskennen, vermag nicht, ihm seine Sicherheit zu nehmen. Er behauptete, daß auf sein Schreiben hin ein 10-Jahres-Projekt ausgearbeitet worden sei. Man habe ihm geantwortet und er sei für ein Vierteljahr eingeladen worden. Die skeptische Frage, ob er denn genügend von Flußregulationen verstehe, erledigte er mit dem Einwand, daß er „Wasserkunde und Turbinenbau" ja auf der Müllerei-Hochschule gelernt habe.

1960 habe er auch einen Plan ausgearbeitet, den österreichischen Staatsvertrag umzuändern, insbesondere die Ungerechtigkeit zu beseitigen, daß Österreich bis 1965 an Rußland ohne Entgelt Erdöl liefern sollte. Er habe Chruschtschow vorgeschlagen, verbilligtes russisches und österreichisches Öl in einer Pipeline nach der Bundesrepublik zu leiten, um das englisch-amerikanische Ölmonopol zu verdrängen. In der Nähe von Ingolstadt sollte dann eine Raffinerie gebaut werden. Während mehrere deutsche Ölkonzerne, denen er diesen Vorschlag unterbreitete, nicht darauf eingingen, habe die italienische Firma AGIP seinen Vorschlag aufgegriffen und diese Raffinerie bei Ingolstadt gebaut. Die Frage, warum ein so großer wirtschaftspolitischer Einfluß ihn nicht aus seiner Armut herausgeführt und wenigstens zu bescheidenem Wohlstand verholfen habe, erwidert rasch mit einer läppisch anmutenden Rede abgetan: „Ja, wenn die nicht zahlen . . . daran sind die Italiener nicht interessiert, sonst müßte ich in Italien schon mehrfacher Millionär sein, ich habe drei Drahtseilbahnen gebaut."

Nun kommt eine lange Erzählung, nach der er auf Grund eines Aufenthaltes in Bruneck/Südtirol zusammen mit dem Präsidenten des Verkehrsvereins mehrere Seilbahnen gebaut habe. Allerdings sei dies mit Hilfe von Gesellschaften geschehen, die man hinter seinem Rücken zur Finanzierung gegründet habe. Zum Beweis, daß er nicht nur große Worte machte, sondern auch Anstrengungen unternahm, seine großen Pläne in die Tat umzusetzen, zeigte er uns seine Korrespondenz mit hohen und höchsten in- und ausländischen Personen und Dienststellen. In den Briefköpfen führte er den Titel „prakt. Betriebswirt".

Im Gespräch mit uns wirkte der 49jährige Mann prima vista wenig auffällig, er war leicht gehobener Grundstimmung. Er sprach sehr schnell und forsch, hinter der anfangs höflich-entgegenkommenden Fassade zeigte sich bald eine gewisse Starre, seine emotionalen Reaktionen waren entweder gering oder überschießend, er sprang z.B. unvermutet auf und wollte ein ihm nicht genehmes Gespräch beenden. Der Gedankengang war weitschweifig und umständlich, bei Themenänderung zeigte er sich wenig elastisch. Grobe Störungen des formalen Denkens fanden sich aber nicht. Stellte man ihm detailliertere Fragen oder deutete man Zweifel an seinen Angaben an, so reagierte er darauf mit einem dranghaft raschen Reden, um über alle aufkommenden Zweifel – vielleicht nicht nur der Zuhörer, sondern auch von ihm selbst – hinwegzukommen. Sprach man ihn auf seine reale Notlage an, so wurde er nicht etwa weich und mitleidheischend, sondern zunehmend kämpferisch und anklagend mit einer deutlich querulatorischen Note.

Die psychologische Testuntersuchung ergab einen IQ von 98. Der untersuchende Psychologe äußerte sich: „Die Ergebnisse erlauben den Ausschluß einer Schizophrenie und enthalten schwerwiegende Indizien für eine durch eine zerebrale Schädigung bedingte Minderung der Intelligenz, welche sich beschreiben läßt als Einengung des Interesses an der Umwelt, als Neigung zu globalen Verallgemeinerungen beim Urteilen und Denken und als Tendenz zu einem etwas weltfremden Theoretisieren, dem aber die Realitätskontrolle nicht ganz mangelt. Es ist wahrscheinlich, daß durch die Hirnschädigung schizoide Persönlichkeitszüge verstärkt wurden. . . . ."

In körperlicher Hinsicht ist lediglich im Luftenzephalogramm ein symmetrischer Hydrocephalus internus in den vorderen und mittleren Abschnitten sowie eine leichte frontale Rindenatrophie feststellbar. Leider konnten wir unsere Bilder mit denen von 1949, die ja seitendifferent gewesen sein sollen, nicht vergleichen und somit nicht feststellen, ob die damaligen Veränderungen, die höchstwahrscheinlich Residuen einer traumatischen Hirnschwellung waren, durch die Alterungsvorgänge im Laufe der letzten zwei Jahrzehnte verstärkt wurden, was unserer Vermutung entsprechen würde.

Bei Helmut K. leitet sich die wahnhafte Entwicklung aus der Untüchtigkeit des hirngeschädigten Müllermeisters über das Wunschdenken ab, trotz der Ertraglosigkeit des kleinen Exportgeschäftes ein erfolgreicher Kaufmann zu sein, bis hin zur megalomanen Verstiegenheit der Vorstellungen, an weltwirtschaftlichen Leistungen und Entscheidungen ersten Ranges maßgeblich beteiligt zu sein. Der Machtwahn entsteht hier also aus dem Bewußtsein realer Ohnmacht und nicht aus dem Umschlag von paranoiden Verfolgungserlebnissen in ihr Gegenteil. Die organisch bedingte Kritikschwäche dürfte begünstigend wirken; das Wahngeschehen spielt sich hier weniger im autistischen Binnenraum als in der Außenwelt ab, wo ein echtes, in die Umwelt integriertes Rollenspiel durch autistische Pseudorollen (s. Kap. IV, 1) ersetzt wird.

Anders, nämlich ganz im Raum des autistischen Binnenlebens, spielt sich die Megalomanie bei dem 45jährigen Werner B. (25)[21] ab:

21jährig ging er als Fremdenlegionär nach Übersee, wo er zweimal wegen eines Verfolgungswahns behandelt werden mußte. Drei Jahre später (1957) wurde er in einer auswärtigen Universitätsklinik wegen eines Größenwahns behandelt. Daheim soll er unerträglich gewesen sein und sich ungewöhnlich grob gegen den Vater aufgelehnt haben.

Jetzt fühlt er sich seit über 10 Jahren als bedeutender Politiker, anfangs als Nachfolger Adenauers, seit einiger Zeit ist er mit einem Abgeordnetensitz zufrieden.

Der früher innerlich zerrissene, unstete und unzufriedene Mann ist jetzt von ausgeglichenem Wesen, ganz offensichtlich hat er als Geisteskranker seinen inneren Frieden gefunden. Nur ganz selten machen sich Reste des Verfolgungswahns geltend, nämlich als schimpfende Stimmen politischer Gegner.

Vergleichbar verhält sich die Wandlung von Wahninhalt und innerer Unzufriedenheit bei dem 29jährigen ehemaligen Hilfsschüler Franz S. (29)[23]:

Er galt als gefühlskalt, stets aufbegehrend und aggressiv. 19jährig wanderte er nach Australien aus, von wo er psychotisch zurückkehrte. Ängstlich und gequält, fühlte er sich von östlichen Agenten verfolgt. Später vermeinte er, riesige Summen zu besitzen, mit denen er die Entwicklungshilfe für China und Rußland maßgebend fördern könne. Noch später verhieß ihm die Stimme Gottes, daß er Menschen heilen könne. Als wir ihn 1969 sprachen, hatte er sich von der Megalomanie bereits wieder weitgehend distanziert. Aus dem früher stets unzufriedenen, zänkischen Schwachsinnigen war ein zufriedener Patient geworden, der sich in der Anstalt wohl fühlte und gerne freiwillig dort blieb.

Zu den sogenannten bruchstückhaften Größenwahnbildnern gehören fünf Kranke, bei denen der Machtwahn eine bedeutendere Rolle spielt.

Ein außerhalb der Fallsammlung liegender, von uns früher (1966) publizierter Fall soll schildern, daß der Machtwahn sich auch heutzutage nicht nur in maßvollen demokratischen Formen hält, sondern sich in despotischen Weltherrschaftsphantasien ausleben kann:

Der 53jährige chronisch Schizophrene, der sich zumeist als fleißiger, stiller Anstaltsarbeiter einer normalen Sprache bedient, gab seinem anmaßenden Wachtraum folgenden sprachverwirrten (schizophasischen) Ausdruck: „Ich bin der Bundeskanzler der Weltkonferenz, ich bestimme über 68 Staten ... ja Bundeskanzler ... von der Weltkonferenz. Ich arbeite mit dem Weltgericht Amerika. Ich habe von Hitler die 15.000 Dokumente und Unterschlagungen gelöst, durch die Reichskanzlei ... Ich bin der Bundeskaiser der Weltkonferenz, ich

---

[21] schizophrener Residualzustand

[22] schizophrener Residualzustand

bestimme 68 Staaten, ich koaliere England, ich koaliere ganz Berlin, ich koaliere Rußland, ich kulärt Amerika ... Geheimpolizei ... das wäre das Weltgericht Amerika ... wird niedergelegt, dann wird der Weltfrieden geschaffen für billiäre, billiäre Jahre, mit 6 Sonnen, 150 billiäre Jahre wird der heutige Bestand, die Erdkugel ... Weltgericht Amerika wird überreicht, 15 Welststaaten, ganze Weltstaaten wird 1962 Atomweltkriegserklärung ...''
(Im Sinne unserer Darlegungen im Kapitel IV, 3, S. 61 liegt hier „Erforderniszerfahrenheit" vor.)

Die hier aufgeführten Fälle von Machtwahn können weitgehend dem pathischen Erleben (s. Kap. IV, 2) zugeordnet werden. Daß dies freilich nicht immer sein muß, sondern die Megalomanie auch selbstherrlich, „aus eigener Kraft" erlebt werden kann, zeigen Helmut K. (53) und Werner B. (25). Wir kommen im Kapitel V, S. 83 noch darauf zurück.

5. Reichtumswahn

Das Thema Reichtum wird unter unseren 57 Fällen 22mal erwähnt, wobei auffällt, daß nur zwei Kranke diesen Wahn allein hegen, siebenmal tritt er als Nebenwahn und 13mal im Bereich der bruchstückhaften Größenwahnformen auf. Der Unterschied zu den metaphysischen Wahnbildungen unserer ersten Gruppe ist offensichtlich. Dort kommt das Wahnthema unter 57 Fällen 23mal vor, während es zweimal als Nebenwahn und einmal bei den bruchstückhaften Megalomaniebildungen auftritt.

Beim Abstammungswahn ist das Verhältnis reiner Wahn zu den bruchstückhaften Formen 9:13 (keine Nebenwahnbildung), beim Geniewahn 3:2 (zweimal Hauptwahn, einmal Nebenwahn), beim Machtwahn 5:4.

Die Frauen überwiegen unter den Trägern des Reichtumswahns. Beide Hauptwahnbildner sind Frauen, unter den sieben Nebenwahnbildenden kommt nur ein Mann vor.

Die beiden Krankengeschichten, bei denen der Reichtum Hauptthema des Größenwahns ist, sind sehr unterschiedlich. In einem Fall (30) wuchs eine ursprünglich bescheidene Summe in jahrelangem Querulantenkampf zu einem gewähnten Riesenvermögen. Bei dem anderen Kasus ist die Reichtumsidee bei einer affektpsychotischen Kranken primär aufgetreten.

Die 1897 geborene Anna-Maria I. (30)[23] schöpfte 1929 den Verdacht, der Bürgermeister ihres Heimatstädtchens habe eine ihm treuhänderisch anvertraute Summe von 600 Dollar, welche ihre ebenfalls geisteskranke Schwester aus Amerika mitgebracht hatte, unterschlagen. Die zwar einfach gebildete, aber recht intelligente Patientin verwickelte sich in endloses querulatorisches Prozessieren, wobei sie stets unrecht behielt und wegen Beleidigung der Obrigkeitsvertreter bestraft und schließlich, als sie mit einer Pistole drohend hantierte, entmündigt und interniert wurde. Die Diagnose lautete zuerst „querulatorische Psychopathie",

---

[23] paranoide Schizophrenie (in 40 Jahren Wandel von einer querulatorischen Entwicklung über eine Paranoia zum schizophrenen Bild)

später „Paranoia", zuletzt „Schizophrenie". In einem 1934 erstellten Gutachten wird sie als eine leidenschaftlich kämpferische Person geschildert. Über die Zeit von 1935 bis 1962, in der sie auf freiem Fuß lebte, ohne ihren Wahn nennenswert korrigiert zu haben, ist wenig und nichts Auffälliges bekannt.

Dann (1962) wurde sie wegen Erregungszuständen erneut eingewiesen, sie behauptete nun, man habe ihr amerikanisches Vermögen unterschlagen, den Richtern warf sie Erbschleicherei vor. Aus den 600 Dollar, die ihre Schwester seinerzeit aus Amerika mitgebracht hatte, waren 45 Millionen geworden. Sogar im Radio berichtete man darüber. Sie halluzinierte, war gedanklich zerfahren und bevorzugte eine verschrobene pseudojuristische Ausdrucksweise. Während sie 1935 als Persönlichkeit geordnet, lediglich auf ihren Wahn eingeengt, aber zu intelligenten Querelen in der Lage war, zeigte sie nun deutlich einen Persönlichkeitsdefekt, war häufig erregt und kaum in der Lage, von etwas anderem als ihrem Reichtum zu sprechen.

Man kann diesen Fall sowohl als Größen- wie auch als Beeinträchtigungswahn auffassen, beide Wahnrichtungen laufen nicht nebeneinander ab, sondern sind im gleichen Wahnthema vereint. Wenngleich die Verfolgung durch das gewähnte Reicherwerden nicht geringer wurde, so kommt dem Größenwahn u.E. auch eine leidentlastende Funktion zu. Der Patientin ging es in der ersten Zeit wohl um ihr vermeintliches Recht, das auch später eine wichtige Rolle spielt. Sein ganzes Leben im Kampf um eine recht niedrige Summe verbraucht zu haben, erscheint aber doch wesentlich frustrierender, als wenn man um sein Recht als Besitzer eines Millionenvermögens kämpft. Übrigens hatte sie durch ihr rastloses Querulieren, das nie Erfolg hatte, aber die Umwelt gegen sie aufbrachte, tatsächlich viel leiden müssen. Der Fall hat durchaus pathische Züge (s. Kap. IV, 2).

Frau I. kämpfte um ihre Erbschaft, also um etwas, was einem zuteil wird und nicht durch eigene Kraft erworben ist. Es ging ihr in der ersten Zeit, als sie zwar paranoisch, aber nicht megaloman war, um ihr Recht. Auch darin liegt die Berufung auf einen höheren Wert. (Daß die große Aktivität eines Kampfparanoikers pathisches Erleben nicht ausschließt, zeigt Gaupps Fall Wagner.) Die megalomane Verzerrung des bescheidenen Erbes in eine unsinnig hohe Summe wird freilich erst bekannt, als aus der Paranoikerin eine Defektschizophrene geworden ist. Dabei hat eine Senkung der Kritikschranke beim Defizientwerden der in den dreißiger Jahren intelligenten und geordneten Persönlichkeit sicherlich fördernd gewirkt (s. Kap. IV, 3).

Fall 38[24]: Die damals 60jährige Albertine St., eine Handwerkersfrau, über deren präpsychotisches Leben nichts Auffälliges bekannt ist, erkrankte 1963 plötzlich erregt und selbstbewußt mit dem initialen Größenwahn, eine Millionenerbschaft gemacht zu haben, wofür sie auch eine umständliche Begründung abgab. Sie habe die Frankfurter Universitätsklinik gekauft, besitze große Wälder und viele Villen und sei wichtigste Beraterin des (damaligen) Frankfurter Oberbürgermeisters.

Nach einjährigem Intervall erkrankte sie in ähnlicher Weise mit dem Wahn, daß sie die Farbwerke Hoechst ankaufen werde. In den folgenden 2 Jahren korrigierte sie dies nicht mehr, weigerte sich mit kämpferischer Überheblichkeit, unsere Fragen zu beantworten, und verwies uns stolz auf ihre Rechtsanwälte.

---

[24] paranoide Schizophrenie

Abgesehen von dem als Affektpsychose beginnenden Fall der Albertine St. (38), trat der Reichtumswahn bei unseren anderen Fällen zwischen 8 bis 38 Jahren nach Krankheitsbeginn auf.

Die Intelligenz der beiden Hauptwahnbildner war gut durchschnittlich.

Das seltene Vorkommen von Reichtumswahn als Hauptwahn und die Häufigkeit als Nebenwahn und Teil der megalomanen Wahnbruchstücke geben einen Hinweis auf die Besonderheit dieser Wahnform. Einerseits steht der Reichtum dem dereistischen Denken besonders nahe. Seit jeher, im Märchen wie im wirklichen Leben, ist Reichtum das Wunschthema schlechthin. Da aber nur relativ wenigen Menschen die reale Erfüllung zuteil wird, siedelt es sich desto häufiger im autistischen Binnenraum an. Andererseits ist aber der große Besitz nicht nur ein bevorzugtes Wunschthema, sondern seine Fähigkeit, echtes Glück zu schaffen, wurde schon immer als fragwürdig angesehen. Diese Verhältnisse erscheinen darin gespiegelt, daß Reichtum zwar ein besonders häufiger Anrainer im Raum des Wahns ist, daß er aber — im Gegensatz zu den metaphysischen Wahnthemen — kaum geeignet ist, zu einer differenzierten Harmonisierung des Innenlebens viel beizutragen. Dem Reichtum eignet der Charakter des Extravertierten. Besitz ist Bestandteil der Umwelt, den das Individuum für sich in Anspruch nimmt, in seinen Einflußbereich einziehen, aber nicht zum bleibenden Bestandteil der Person machen kann, wenn auch zur Umwelt gehörendes Gegenständliches in das Ich-Gefühl vorübergehend einbezogen werden kann.

Außer Zweifel steht aber, daß diese Weise einer passageren Ich-Zugehörigkeit viel peripherer und akzidentellerer Art ist als das Abstammungs- oder Geniebewußtsein oder die religiöse Verinnerlichung. Das Thema Macht steht dem peripherer gelagerten Reichtum näher, es nimmt eine Zwischenstellung ein. Denkt man an die persönliche Ausstrahlung, das Charisma, eines mächtigen Anführers, dann versteht sich, was gemeint ist. Was mit Erwerb, Besitz und Reichtum zusammenhängt, spielt sich in der Auseinandersetzung mit der Mitwelt, im mit-weltlichen Umgang und Verkehr ab. An der Differenzierung der Eigenwelt, also auch des autistischen Binnenraumes, aber auch bei der Stabilisierung der durch Verfolgung, Standverlust u.a. erfolgten Verunsicherung des Selbst hat das Thema Macht fraglos geringeren Anteil, als die von uns beschriebenen Bereiche der inhaltlich anderen Wahnformen.

Dieses Verhältnis zeigt sich u.E. in der Verteilung des wahnhaften Reichtums auf die Haupt- und Nebenwahnbildungen sowie die Wahnformen megalomaner Bruchstücke. Bei dem einen Hauptwahnbildner (Fall 30) ist etwas anderes als Reichtum wesentlich mit im Spiel, nämlich der querulatorische Kampf um das vermeintliche Recht. Bei Albertine St. (38) sind die die Megalomanie begünstigenden Bedingungen ähnlich wie bei der Manie: Antriebsstärke und Euphorie fördern ein expansives Geltendmachen äußerer Werte, nämlich Macht und Geld, gegenüber den wahnhaften Ausdrucksformen differenzierten Innenlebens. Bei den bruchstückhaften Megalomanieformen schließlich geht es nicht mehr um das Durchsichtigwerden verschiedener Weisen der inneren Entwicklung, welche kompensatorische Entlastung einer inneren Bedrängnisspannung bringt, sondern nur noch um den wenig differenzierten Ausdruck von Großartigkeit. Sie werden im nächsten Abschnitt besprochen. Der Reichtumswahn steht ihnen in der Art und Weise, sich groß zu erleben, am nächsten und ist deswegen wohl auch besonders häufig unter ihnen vertreten.

6. Wahnform megalomaner Bruchstücke
(Diffuse Bruchstücke der Großartigkeit)

Als Wahnform megalomaner Bruchstücke haben wir das gleichzeitige Auftreten heterogener Größeninhalte bezeichnet. Diese Kranken produzieren verworrene Wahnbilder von oft großer Ausdruckskraft. So war z.B. einer unserer Patienten, der 1940 geborene Adam G. (56)[25] im Jahre 1965 gleichzeitig Filmschauspieler, Arzt und in einer Position, die es ihm erlaubte, Orden zu verteilen. Nach 4jährigem Intervall ist er während einer einzigen Tonbandaufnahme der Sohn des Marskönigs, Träger einer eingepflanzten Hundezunge, er ist sowohl auf dem Mars, wo der Schnee grün sei, als auch in Texas geboren. Später habe er in Rußland Medizin studiert, aus seinem Körper seien „Abkömmlinge" hervorgegangen, weil er außer einem männlichen auch einen weiblichen Körper habe.

Die unter Fall 32 beschriebene Edda-Eva L.[26] ist die Königin von England und Lady Taylor, mit dem japanischen Prinzen Akihito verheiratet, sie ist Filmschauspielerin und Chirurgin, die „Paola von Frankreich hat mir ein Kleid geklaut und die Christina von Italien eine Fahne".

Amalie Z. (24)[27] ist gleichzeitig Prinzessin und Tänzerin, Ballettprinzessin und Filmschauspielerin, Goldschatzbesitzerin und ein verschlepptes Königskind.

Gemeinsam haben diese Fälle das oberflächlich Sensationelle, die prahlerische Note, die marktschreierisch eine Befindlichkeit zum Ausdruck bringt, die etwa besagt, „bei mir ist alles zum besten bestellt, ich bin einfach großartig". Die gehäuften anspruchheischenden Superlative drücken eine anspruchslose Selbstzufriedenheit aus. Wenngleich viele Attribute, wie Millionenbesitz und Fürstentitel, immer wiederkehren, so bleibt ein individueller Stil bei den megalomanen Bruchstückformen doch erhalten, dessen Originalität zu dem mehr oder weniger fortgeschrittenen Abbau der Patienten im umgekehrten Verhältnis steht.

Geistiger Abbau oder primär niedriges intellektuelles Niveau spielt bei den megalomanen Bruchstückfällen eine größere Rolle als bei den anderen Gruppen.

[25] atypische endogene Psychose (etwa den „cycloiden Psychosen" von Leonhard (1936) oder den „Degenerationspsychosen" von Schröder (1922) entsprechend)
[26] Defektschizophrenie
[27] Pfropfschizophrenie

20 unserer 57 Fälle gehören zu dieser besonderen Artung heterogener Größenwahninhalte, es handelt sich um 11 Frauen und neun Männer. Von ihnen sind sieben hirnorganisch verändert. Es gehören zwei Schizophrene dazu, von denen eine leukotomiert ist, während bei einer anderen ein innerer und äußerer Hydrocephalus nachgewiesen wurde.

Bei fünf von derartigen Fällen liegt eine Kombination von Schizophrenie und Debilität vor. Bei 12 der 20 Fälle liegt also eine geistige Schwäche vor, die nicht allein auf einen schizophrenen Defekt zurückgeführt werden kann. Bei den restlichen acht Fällen hingegen ist der schizophrene Defekt so stark fortgeschritten, daß man von mittleren geistigen Fähigkeiten nicht mehr sprechen kann.

Bei sieben der 20 Fälle trat das bruchstückhafte megalomane Bild initial im Rahmen einer akuten expansiven Verfassung auf. Abgesehen von den drei Organikern, verliefen die vier schizophrenen Erkrankungen als mehr oder weniger akut einsetzende Affektpsychosen in anfänglichen Phasen, die später dann in einen Defekt ausliefen. Der initiale Beginn fand stets in einer expansiven Verfassung statt.

Bei unserer Nachuntersuchung war lediglich eine Kranke, eine 75jährige Frau, die seit 10 Jahren unter einer schizophrenen Psychose litt und die in früheren Jahren Hausangestellte war, etwas gereizt, ohne daß man einen stärkeren Leidensdruck nachweisen konnte. Alle übrigen Fälle wirkten zufrieden und ausgeglichen, wenn auch teilweise stumpf.

Bei 13 dieser Fälle kam es sekundär nach vorher andersartigem Verlauf zu bruchstückhaften megalomanen Inhalten. Ängstlich-depressive, hypochondrische und sexuell gefärbte, das Selbstgefühl negativ beeinträchtigende Wahnformen waren vorausgegangen. Die sexuellen Beeinträchtigungen waren bei zwei Patientinnen mit der bruchstückhaften megalomanen Form zusammen weitergelaufen. Aus naheliegenden Gründen der ambivalenten Besetzung solcher Erlebnisse wird man sie nicht − oder wenigstens nicht im gleichen Maße wie bei sonstigem Beeinträchtigungswahn − als ein der Megalomanie entgegengesetztes Erleben auffassen dürfen.

Alles in allem kann man sagen, daß unsere Fälle von sekundärem bruchstückhaftem megalomanem Wahn eine deutliche Tendenz zeigen, daß mit dem Auftreten dieser megalomanen Bruchstücke der Beeinträchtigungswahn allmählich zurückgeht. Im weiteren Verlauf kann es dann auch zum Verschwinden der megalomanen Anteile kommen.

Die Frage liegt nahe, ob in der Vielfalt dieser bruchstückhaften megalomanen Inhalte eine Analogie zu der sehr häufigen Pluralisierung wahnhafter Verfolger besteht, die ja bei längeren Verläufen häufiger ist, als daß dies nicht der Fall wäre.

Wir fanden bei den 13 Fällen sekundär (i.S. des „Wandlungstypus", s. Kap. V, S. 74) sich entwickelnder bruchstückhafter Megalomaniebildungen nur viermal, daß zuerst einzelne megalomane Inhalte auftraten, die sich später zu einem multiformen Größenwahn erweiterten. Bezieht man diese vier Fälle auf die 48 Verläufe von mindestens 7 Jahren Dauer (dies entspricht dem kürzesten Verlauf der sekundären Fälle in dieser Gruppe), dann spricht dieses relativ seltene Auftreten u.E. eher gegen als für eine Analogie zu dem bei langen Verläufen ausgesprochen häufigen Vorkommen der Pluralisierung der Verfolger. Ihr würde im megalomanen Bereich u.E. wohl vielmehr die tatsächlich häufige Vermehrung der Größe, etwa des Reichtums, des Immer-weiter-Hinaufsteigens auf der hierarchischen Stufenleiter (,,progressive Selbstwerterhöhung'', s. Kap. V, S. 81) etc. entsprechen.

Der allgemeinen Nivellierung der Erlebnisfähigkeit bei diesen multiformen megalomanen Fällen entspricht, daß das pathische Erleben bei ihnen keine so große Rolle spielt als bei den übrigen, besonders bei den zuerst aufgeführten beiden Gruppen. Pathisches Erleben war nur in acht von 20 Fällen nachweisbar, hatte aber auch hier mehr einen impulshaften, nicht in der Tiefe des Gefühls wurzelnden Charakter. (Drei Fälle waren betont aktivisch und neunmal war die Frage nicht zu beantworten.)

Übersicht über die Häufigkeit der Zuordnung zu den oben genannten Gruppen megalomaner Inhalte:

1. Metaphysische Wahninhalte	20
2. Abstammungswahn	9
3. Wahnhafte Geistesgröße	2
4. Machtwahn	4
5. Reichtumswahn	2
6. Wahnform megalomaner Bruchstücke	20
	57

Zusammenfassende Besprechung des Kapitels über die Inhalte der Megalomanie

Die Anordnung der Reihenfolge, in der die Themen entsprechend der obigen Tabelle von uns dargestellt wurden, läßt einen Zusammenhang mit Erlebnistiefe, Gehalt an pathischen Zügen u.a., alles in allem einen mehr oder weniger großen Anteil am Bewußtsein des Kranken erkennen. Kisker (1960) schreibt im Rahmen seiner feldpsychologischen Ichbestimmung, daß ,,mit guten Gründen die enge Fassung des Ich-Bereiches als eine in unverwechselbarer qualitativen Letztheit eigenen Bewirkens mit einem unscharfen Hof quantitativ sich abschattender Ichhaftigkeit'' sei (dort S. 24), daß ferner dieser ,,Ich-Bereich'' . . .,,Vollzugsort selbstverantwortlicher Entscheidungen, gemüthafter Wertbindungen und zentraler Gewissensverhaftungen . . .'' sei (dort S. 23) und daß

„. . . vom Zentrum zur Peripherie hin der Ich-Gehalt seelischer Vollzüge abnimmt", so daß man von einer „Abschattungstreppe der Ichhaftigkeit" (dort S. 23) sprechen könnte. So gesehen, ist der metaphysische Wahn und innerhalb dessen wieder ganz besonders der Omnipotenzwahn meist pathischer Prägung zentral anzusiedeln, während sich die Reihenfolge der nächsten Stufen zur Peripherie hin verschiebt.

Beim metaphysischen und besonders beim Omnipotenzwahn geht es um das Erleben letzter Dinge durch das Individuum. Das mag bei bescheiden begabten und wenig differenzierten Menschen (z.B. der „Unsterblichkeitswahn" des Schwachsinnigen Josef B. — 4 —) entsprechend bescheiden ausfallen. An einem dem jeweiligen Individuum gemäßen Maßstab gemessen, geht es aber um Angelegenheiten von letzter Wesentlichkeit, so wie es Derartiges eben zu erleben imstande ist (mag das Drumherum um B's „Unsterblichkeit" noch so dürftig anmuten, für ihn selbst ging es bei seinen hypochondrischen Ängsten um den befreienden „Unsterblichkeitsgedanken", um Sein oder Nichtsein).

Bei den im Zentrum des Ich (im oben zitierten Sinne) stehenden Größenthemen geht es um das, was einer „ist", und zwar hinsichtlich seiner Eigentlichkeit und Werthaftigkeit als Mensch. Für den Abstammungs- und Geniewahn trifft das nicht mehr in der gleichen zentralen Bedeutung wie für die Gruppe 1 zu. Die folgenden Gruppen, deren Wahn von dem handelt, was einer „kann" (Macht) und was einer „hat" (Reichtum), entsprechen im zitierten Bilde Kiskers weiteren Stufen zur Peripherie hin. Am äußersten Rande des Ich, am wenigsten tief erlebt, steht dann das Bild der wahnhaften megalomanen Bruchstücke, eine Vielheit heterogener Bilder von Großartigkeit, mit denen der Kranke vor sich und anderen seinen Wert und seine Wichtigkeit aufputzt. Hier handelt es sich vorwiegend entweder um primär entstandene maniforme oder expansive Megalomanien, bei denen ja mehr die affektgeladene eruptive Gewalt der Entstehung als die an lebensgeschichtlichen Bezügen reiche Entwicklung von Bedeutung ist, oder um sehr chronifizierte Kranke (7-30 Jahre Verlaufsdauer bei unseren Fällen), bei denen die Fähigkeit zu intensivem und differenziertem Erleben nachgelassen hat. Diesen Abstufungen entspricht auch eine Abnahme an pathischem und kompensatorischem Gehalt.

Die Bilder der megalomanen Bruchstücke haben oft den Charakter eines Konglomerates von Hülsensymptomen, die durch zurückliegende Erlebnisse geformt wurden.

Auf die Gruppe der multiformen bruchstückhaften Megalomaniebilder fallen 20 von 57 Fällen. Mehr als die Hälfte aller Organiker (7 von 12) gehört zu dieser Gruppe. Dies hat aber u.E. nur insofern mit der multiformen Megalomaniegruppe etwas zu tun, als es sich dabei vorwiegend um stärker abgebaute Organiker handelt, und diese Gruppe von den stärker geistig geschwächten Patienten bevorzugt wird.

Auch bei den Gruppen 1-4 finden sich Organiker. Es weist nichts auf die Affinität bestimmter Diagnosen auf bestimmte Megalomaniethemen hin.

IV. Die die Entstehung des Größenwahns begünstigenden Bedingungen

1. Autismus und Rolle

Autismus nennt E. Bleuler (1911) „die Loslösung von der Wirklichkeit, zusammen mit einem relativen oder absoluten Überwiegen des Binnenlebens". Über diesen ursprünglich als „sekundäres" Symptom der Schizophrenie beschriebenen Begriff heißt es in einem späteren Aufsatz E. Bleulers (1912) „ . . . Vorwiegen des Binnenlebens mit aktiver Abwendung von der Außenwelt. Die schweren Fälle ziehen sich ganz zurück und leben wie in einem Traum; in den leichteren finden wir geringere Grade der gleichen Erscheinung". Das autistische Denken sei tendenziös, vom Streben nach Lust und Vermeidung von Unlust geleitet, „spiegelt (es) die Erfüllung von Wünschen oder Strebungen vor, denkt Hindernisse hinweg und Unmöglichkeiten denkt es in Möglichkeiten und Realitäten um". „Gegenwart und Vergangenheit mengt es rücksichtslos durcheinander". E. Bleuler wendete den Begriff nicht nur für das Gebiet der Schizophrenie, sondern darüber hinaus auch für weite Bereiche der nichtpsychotischen Psychologie an. Der Autismus finde sich bei Hysterikern, Pseudologen, Dichtern und spielenden Kindern sowie in den Zukunftsträumen vor allem der Jugend, nur selten hingegen bei Organikern. Die von diesem Autor zuletzt vorgenommene extreme Ausweitung auf das normale Geistesleben in seiner polemischen Schrift „Das autistisch-dereistische Denken in der Medizin" (1919) stieß später auf Ablehnung (C. Schneider, 1930).

E. Bleuler (1911) hat selbst darauf hingewiesen, es handele sich beim Autismus „um ungefähr das gleiche, was Freud Autoerotismus genannt hat". S. Freud selbst schreibt über die von ihm als „Paraphrenie" zusammengefaßte Psychoneurosen, also Paranoia und Schizophrenie: „Die ihnen beiden eigentümlichen Charaktere des Größenwahns, die Ablehnung von der Welt der Objekte und die Erschwerung der Übertragung haben uns zu dem Schluß genötigt, daß deren disponierende Fixierung in einem Stadium der Libidoentwicklung *vor* der Herstellung der Objektwahl, also in der Phase des Autoerotismus und des Narzißmus, zu suchen ist" (in: „Die Disposition zur Zwangsneurose"). Freud sieht in der

Megalomanie keine Neuschöpfung, sondern die Vergrößerung und Verdeutlichung eines Zustandes der Selbstliebe, den der Mensch in der frühen Kindheit schon einmal besessen hat. Dies ist dann der „sekundäre Narzißmus". Von Freuds Meinung abweichend, sah später Federn (1956) in dem regredierten – von ihm egokosmisch genannten – Ich-Zustand nicht einen durch den Abzug von Objekten an Libido angereicherten, sondern vielmehr einen an Libido verarmten frühen Zustand des Ich.

Die Bedeutung des Wirksamwerdens eines fixierten narzißtischen Frühzustandes, der mit Omnipotenzerleben verbunden ist, wird auch neuerdings in dem modifizierten psychoanalytischen Modell der Schizophrenieentstehung von Pohlen (1969) berücksichtigt. Über der von E. Bleuler selbst hervorgehobenen Verwandtschaft mit dem Narzißmus ist freilich nicht zu vergessen, daß autistisches Erleben klinisch nicht nur als Größen-, sondern auch als Beeinträchtigungswahn erscheint. „Sie haben sich mit ihren Wünschen, die sie als erfüllt betrachten, oder mit den Leiden ihrer Verfolgung in sich selbst verpuppt. . .", schreibt E. Bleuler 1911. Auch in der Theorie H. Kohuts (1973) wird in der von ihm dargestellten Entwicklungsreihe von den narzißtischen Neurosen über die Borderline-Fälle zu den schizophrenen Psychosen gesehen, daß der nach seiner Auffassung zu Grunde liegenden Regression im Bereich des Größen-Ich auch eine Regression im Bereich des ursprünglich als allmächtig erlebten Objektes entspricht. Die erstere Störung führt zum Größenwahn, die andere zum Verfolgungswahn.

Die Frage, welches der wenn auch verwandten, so doch im Erscheinungsbild und im subjektiven Erleben sehr unterschiedlichen Störungsbilder zuerst erscheint, wird uns im Verlauf unserer Ausführungen, nämlich in der Unterscheidung zwischen „Druchbruchstyp" und „Wandlungstyp" (s. Kap. V, S. 73 f.) begegnen.

Minkowski (1927) hat dargelegt, daß das Innenleben nicht nur reich (autisme riche), sondern auch arm an Gedanken (autisme pauvre) sein kann, und daß nicht nur die Wendung nach innen, sondern auch das unangepaßte Verhalten nach außen Erscheinungsformen des Autismus sind. Letzteres wurde freilich schon bei der Erstbeschreibung (1911) an eindrucksvollen Beispielen gezeigt. Binder (1930) sah in Übereinstimmung mit Kahn (1929) im Autismus den Kern des schizoiden Temperamentes. Vorwiegend im Sinne der introvertierten Wunscherfüllung bei Abwendung von der Realität wird der Autismusbegriff auch von E. Kretschmer (1947) angewendet, nicht nur bei seelischer Krankheit, sondern auch im Bereich sowohl schizoider als auch primitiver Persönlichkeitsvarianten.

Bei dem Gebrauch, den wir selbst von dem Terminus „Autismus" machen, halten wir uns – abweichend von den seinen Geltungsbereich einengenden neuen Arbeiten, einschließlich unserem eigenen Aufsatz über dieses Thema (1973) – an die oben zitierte ursprüngliche Festlegung durch E. Bleuler. Die Zweckmäßigkeit dieses Rückbezuges auf die Bestimmung eines Begriffes durch dessen Erstbeschreiber aus der Zeit der klassischen Psychiatrie ist u.E. legitim und empfiehlt sich aus den folgenden Überlegungen: (1) Der klinische Begriff, den E. Bleuler Autismus genannt hat, beruht auf Beschreibung und Befragung, steht also mit unserem eigenen phänomenologischen (i.S. Jaspers, 1913) Vorgehen in methodischem Einklang. (2) Der von uns geübten Beiziehung von Gesichtspunkten der dynamischen Phänomenologie i.S. Winklers (1957) empfiehlt sich ein klinischer Begriff, dessen nahe Verwandtschaft zum Autoerotismus, also einer psychoanalytischen Bezeichnung eines Entwicklungs- bzw. Regressionszustandes, von E. Bleuler hervorgehoben wurde. (3) Gerade die weite ursprüngliche Begriffsfassung, die nicht an bestimmte Krankheitsbilder gebunden ist und psychopathische Normvarianten einbezieht, macht ihn für unsere Megalomaniestudie brauchbar, die sich ja auf einen vergleichbar weit gestreuten Krankenkreis bezieht. (4) Die den Autismus begünstigenden Momente (a) mangelnde Erfahrung und Kenntnisse, (b) emotionale Überbesetzung, welche die Logik zurückdrängt, und (c) Auflockerung des Denkens (E. Bleulers assoziative Lockerung) sind die gleichen Bedingungsfaktoren, welche auch die an unseren Fällen aufgezeigte Megalomanie begünstigende Schwächung der „Kritikschranke" bewirken.

Schon E. Bleuler hat gesehen, daß der Autoerotismus die Antizipation von Lustreizen begünstigt. Wir können für den megalomanen Wahn sagen, daß er, weil er häufig frei über die Zeitabfolge verfügt, die Vergangenheit nach Belieben ändert und das, was er sich realiter höchstens für die Zukunft erhoffen könnte, als bereits verwirklicht ansieht. Analytisch gesehen herrscht die Erlebnisform des Primär- und nicht des Sekundärprozesses vor.

Den in Bleulers Definition des Autismus erwähnten seelischen Binnenraum möchten wir als die Eigenwelt verstehen, über die jeder Mensch ebenso verfügt, wie er an der allen gemeinsamen Welt teilhat. Wichtig erscheint uns dabei, daß die Grenzen zwischen Binnenleben und allen gemeinsamer Welt keine scharfen sind, sondern mehr oder weniger durchlässig, was ja auch dem Sprachgebrauch des von einer fließenden Übergangzone umgebenen *Binnen*raumes gegenüber dem scharf gegen außen abgetrennten *Innen*raum entspricht. Die Frage, ob eine autistische Realitätsabkehr mit übermäßiger Hinwendung zum seelischen Binnenraum vorliegt, ist nur auf der Ebene des Mehr oder Weniger und nicht des Entweder-Oder zu entscheiden. Es gäbe sonst keine „doppelte Orientierung", und selbst bei den von Kranz (1962) als extremste Autisten aufgefaßten endogenen Depressiven handelt es sich fast nie um einen absoluten Verlust des Realitätsbezuges. Letzteres ist höchstens sehr kurzfristig und in seltenen Fällen, etwa bei stuporösen Kranken, möglich, obgleich auch diese häufig nachher erstaunlich genau berichten können, was sich in ihrer geistigen „Abwesenheit" zugetragen hat.

Übrigens wirkt sich der Rückzug nach innen und die Abwendung von der allen gemeinsamen Welt in einer Verminderung der Fähigkeit, den Menschen im anthropologischen Sinne zu „begegnen", aus, was man den Kranken ansieht,

ohne sie deshalb untersuchen zu müssen. Van den Berg (1970) schreibt über
einen Defektschizophrenen: „Ein solcher Kranker gibt schon auf eine ganz
eigentümliche, kontaktlose Weise die Hand. Er reicht dem Arzt nur die Finger-
spitzen, so den Abstand bezeugend, der ihn vom anderen trennt, und er zieht
die Finger nicht zurück, solange nicht der andere von sich aus die Begrüßung
beendet — es ist etwas unheimlich Zeitloses und zugleich Asynchrones in seinem
Handgeben".

Die Beobachtung des motorischen und mimischen Ausdrucks der Störung
des „Begegnens" zeigt uns sozusagen die Kehrseite des Autismus. Das gestörte
Anpassungsverhalten ist nicht nur der Hinweis auf die Abwendung von der Realität in eine private Welt, sondern zeigt auch die veränderte Weise des In-die-
Welt-hinein-Handelns.

Bei unserem eigenen Vorgehen beschränken wir uns außer auf die klinische
Beobachtung auf die von den Kranken mitgeteilten Themen und schließen von
ihnen auf die Inhalte des Binnenlebens. Da Täuschung durch Simulation praktisch entfällt, scheint uns diese Verfahrensweise gerechtfertigt; eine Verminderung des Erfahrbaren durch gewiß häufige Dissimulation muß also unvermeidbar
in Kauf genommen werden.

Es interessiert uns hinsichtlich des „relativen oder absoluten Überwiegens
des Binnenlebens", ob die megalomanen Inhalte nur passiv bei Befragtwerden
nach außen dringen, oder ob dies aktiv durch spontane Mitteilung geschieht.
Es ist ferner wichtig, ob diese Mitteilung monologisch geschieht oder ob etwa
in Anlehnung an Löwiths (1928) „verantwortete Rede" eine gewisse Übereinstimmung mit der Umwelt gesucht wird. „Seine Rede verantworten", schreibt
dieser Autor, „bedeutet also formal nichts anderes als: über etwas zu einem so
reden, daß man der Antwort des anderen wiederum Rede steht und damit seine
eigene Rede vor ihm verantwortet". Wo dies erreicht ist, kann man natürlich
nicht mehr von Autismus sprechen; wir meinen hier nur die Andeutung einer
Tendenz in diese Richtung.

Schließlich wenden wir unser Interesse dem Gesichtspunkt zu, ob aus den
Inhalten des Binnenlebens Handlungskonsequenzen hervorgehen und wieweit
es den Kranken dabei gelingt, eine echte Rolle unter den Mitmenschen zu spielen, und zwar in H. Plessners anthropologischem Verständnis der Rolle als „Gelenk, mit welchem ein Individuum gesellschaftlich relevante Bewegungen aus-
führt" (1966), oder ob es sich nur um Pseudorollen in der Art des Don Qui-
chotte handelt, die nur von agierenden Wahnkranken als Rolle erlebt werden,
nicht aber oder wenigstens nicht in einer dem Selbsterleben des Kranken entsprechenden Weise von der Gesellschaft, in die er hineinagiert. Das von Plessner
an seinem anthropologischen Rollenkonzept aufgezeigte „Doppelgängertum"
des Menschen erlaubt diesem seine Selbsterfahrung und -verwirklichung durch
das eigene Rollenspiel, also durch seine Mitmenschlichkeit, durch die Verschrän-
kung von Beeinflussen und Beeinflußtwerden, von Wirken und Erleiden. Die so
gewonnene Selbsterkenntnis gehört dann der allen gemeinsamen Welt, nicht nur

der Eigenwelt an; sie ist realistisch. Nur unter dieser Voraussetzung ist zu erwarten, daß die anderen seine Rolle „mitspielen" und nicht befremdet auf eine autistische Solorolle schauen, die keine ausreichenden Bezüge zur Wirklichkeit hat, sondern mehr oder weniger in Vorstellungen eines autistischen Binnenlebens wurzelt.

Daß alle überhaupt mitgeteilten Fälle dem Autismus zuzurechnen sind, steht außer Zweifel. Daß die megalomanen Inhalte spontan, ohne mühsames Herausfragen mitgeteilt werden, ist keineswegs selten. Pius B. (50, s. Kap. III, 1, S. 17) drängt sehr antriebsreich der Umwelt seine phantastischen religiösen und politischen Vorstellungen auf, die auf ein reiches Binnenleben schließen lassen. Es bleibt freilich beim Monologisieren, zu einer „verantworteten" Rede im obigen Sinne Löwiths, in der auch die Meinung des anderen zu ihrem Recht kommen würde, gelangt Pius B. indessen nicht. Vielleicht ist bei ihm der Antriebsdruck überhaupt zu stark, um die dazu nötige Geduld aufzubringen.

Friedel B. (44, s. Kap. III, 1, S. 15) drängt ebenfalls jedem ihr megalomanes Selbstbewußtsein auf, weniger spontan als in ihren Handlungen, wenn sie etwa ekstatisch auf der Straße tanzt oder als segnender Christus durch die Krankenstationen geht. Ihr Größenwahn kommt mehr im Agieren als im Sprechen zum Ausdruck. Daß man sich „verantworten", also die Berechtigung ihrer Überzeugung auch außerhalb des „Binnenraumes" überzeugend darlegen müsse, kam ihr überhaupt nicht in den Sinn.

Bei manchen Patienten hat man den Eindruck, daß sie sich der Verlegenheit, ihre größenwahnsinnigen Behauptungen nicht überzeugend begründen, also im obigen Sinne „verantworten" zu können, nicht gänzlich unbewußt sind und deshalb in einen schizophasischen Wortsalat ausweichen (Erforderniszerfahrenheit i.S. unserer Ausführungen in Kap. IV, 3, S. 61), der jede vernünftige Argumentation eo ipso unmöglich macht, während sie Handkehrum wieder geordnet reden können, sobald sie im Rahmen ihrer doppelten Orientierung sich ihrer bescheidenen Alltäglichkeit der Anstalt zuwenden, die ja unbestritten der allen gemeinsamen Welt zugehört. Wir verweisen etwa auf den auf S. 30 geschilderten Weltdiktator, der ja ein umgänglicher, fleißiger und brauchbarer Anstaltsarbeiter war, solange man das Gespräch nicht auf seine maßlosen Größenideen brachte.

Daß die Trennung zwischen psychischem Binnenraum und Umwelt diese Berechtigung hat, und zwar ungeachtet der Relativierungsbemühungen andersartiger, etwa daseinsanalytischer Sichtweisen, zeigt Peter D. (37, S. 14f.). Er lebt zwar ständig in der autistischen Überzeugung, Christus oder dessen Stellvertreter auf Erden zu sein, teilt dies aber nur sehr selten mit und dann gegen einen heftigen inneren Widerstand. Zum Dialog, also zur „Verantwortung" seiner Überzeugung gegenüber der Umwelt in Rede und Gegenrede, kommt es nicht.

Dr. XY (48, S. 15ff) drängt während einiger kurzer Schübe die Überzeugung von seiner Göttlichkeit der Umgebung auf; dies hat aber stets den Charakter des Monologs ohne jeden Versuch einer Rechtfertigung in Rede und Gegenrede.

Helmut K. (53, S. 27ff) hat anfänglich den Versuch von so etwas wie einer „verantworteten Rede" offenbar noch gemacht, denn wenn er sich nicht auf einen Dialog eingelassen hätte, wären seine Anfangserfolge, die Leute wenigstens für kurze Zeit zu überzeugen, ja nicht gelungen. Erst später, als seine Größenüberzeugungen eindeutig zum Wahnsinn wurden, verzichtete er darauf und beschränkte sich auf reines Behaupten.

Auch Gerhard Z. (42, S. 25ff) macht keinerlei Versuche, seine verworrenen und renommierenden Konfabulationen durch Dialog glaubwürdig erscheinen zu lassen.

Alles in allem läßt sich — auch im Hinblick auf die hier nicht weiter erwähnten Krankengeschichten — sagen, daß wir bei keinem unserer Größenwahnbildner einen einigermaßen konsequent durchgehaltenen Versuch antreffen konnten, die megalomanen Überzeugungen in der Art der „verantworteten Rede" von Löwith zu beweisen oder wenigstens glaubhaft zu machen. Wir kommen später noch darauf zu sprechen, daß diese Eigenschaft des Fehlens jeglichen begründenden Bezuges zur Umwelt bei der Megalomanie stärker ausgeprägt ist als bei anderen Wahnformen.

Daß auch der Größenwahn nicht ausschließlich in dem seelischen Binnenraum eingeschlossen bleibt, sondern auch in der Realität sichtbar wird, zeigt nicht nur die oben abgehandelte Tatsache, daß die Megalomanen ihre diesbezüglichen Überzeugungen keineswegs nur widerwillig, vielmehr oft recht gerne der Umwelt mitteilen, sondern daß die Megalomanie auch häufig zu Handlungskonsequenzen führt. Wenn die Größenwahnsinnigen als Handelnde auftreten, dann ist es unvermeidlich, daß sie ein Rollenspiel übernehmen. Es fragt sich hier freilich, ob es den Kranken dabei gelingt, eine echte Rolle zu spielen i.S. von H. Plessners anthropologischem Verständnis der Rolle als „Gelenk", oder ob es sich dabei vielmehr um Pseudorollen handelt.

Das, was wir unter „autistischen Pseudorollen" verstehen, demonstrieren die Taten des Pius B. (50, S. 17), den die Mitmenschen als einen „Verrückten" ansehen, dessen Rollenspiel sie nicht mitmachen, mag er auch noch so viele Bestätigungen kirchlicher Würdenträger vorweisen.

Pseudorollen sind auch die Aktivitäten des Helmut K. (53, S.27ff), der zwar Ministern und anderen hochgestellten Persönlichkeiten seine hochgreifenden Pläne, etwa zur Umgestaltung großer Landschaftsgebiete in Südafrika oder zu aufwendigen Seilbahnbauten unterbreitete, aber bestenfalls höflich ausweichende Antworten erhielt.

Daß andererseits viele Megalomane gar nicht erst versuchen, ihren Größenideen in der Welt Geltung zu verschaffen, sondern sich mit ihrer schlichten Gewißheit begnügen, zeigt etwa Dr. Peter XY (48, S. 15ff), der seine Göttlichkeitsideen zwar gelegentlich äußert, sich aber nie dadurch zu entsprechenden Handlungen veranlaßt fühlt. Dies gilt für die Mehrzahl unserer 57 Patienten. Typisches Beispiel hierfür ist der auf S.74 ff geschilderte Fall des Alfred H., der zwar jedem erzählt, daß er der auf die Erde gekommene Gott sei, es bleibt aber beim Berichten; im übrigen verbringt er sein Leben entweder als Parkwächter in einer Großstadt oder als gefügiger Patient in einem offenen Haus eines Psychiatrischen Landeskrankenhauses, wo er von seinen kleinen Freiheiten, wie etwa Alleinausgang in die Stadt, maßvollen Gebrauch macht, ohne daß er dabei jemals durch anmaßendes Gebaren aufgefallen wäre.

Von unseren 57 Fällen kam es 38mal nicht zu nennenswerten Handlungskonsequenzen, es lag also sozusagen ein „rollenloser Autismus" vor, wenn man von gelegentlichen, für den Gesamtverlauf unbedeutenden megaloman motivierten Aktivitäten absieht, wie etwa die Verweigerung der Klara-Maria S. (47, S.21ff), eine Rechnung zu bezahlen, weil ihr der Gläubiger angeblich Millionen für ihre Forschungsergebnisse schulde. Bei den restlichen 19 Fällen kommt es in verschiedenen Formen zu nicht unerheblichen Handlungskonsequenzen. Hierbei ist in einem kleinen Teil der Fälle die Kraft der megalomanen Überzeugung das antreibende Moment der Handlung, das sich nun losgelöst vom seelischen Binnenraum in der Realität abspielt. Bei der Mehrzahl der Fälle mit megalomanen Handlungskonsequenzen ist es vorwiegend die Kritikschwäche, die für den Patienten den Unterschied zwischen seiner privaten Überzeugung und den allgemein gültigen Ansichten verschleiert, und die es ihm dadurch erleichtert, eine Pseudorolle zu spielen, so, als ob er tatsächlich eine große, seine Mitmenschen überragende Persönlichkeit wäre.

Für den an zweiter Stelle genannten Typus, bei dem die Kraft der megalomanen Überzeugung zur Aktivität drängt, ist der Fall des bäuerlichen „Propheten" Hermann H. (9)[1] typisch:

Der 1901 geborene Bauernsohn war ein guter Volksschüler und besuchte später die Fortbildungsschule. Stets fühlte er sich gegenüber seinen Geschwistern zurückgesetzt, was wohl damit zusammenhängt, daß er auf dem elterlichen Hof nicht sonderlich fleißig war. Er galt dort als arbeitsscheu. Um seinen Ärger zu vergessen, sei er in die Gewohnheit übermäßigen Trinkens geraten, er sei dabei aber auch fromm gewesen, „ich bin in die Kirche gegangen, weil mich's Elend gedrückt hat". 1935 wurde er als „frisch erkrankt" bezeichnet. Er litt unter einem religiösen Größenwahn, „ich bin der Schrecken der bösen Geister . . . ich laufe draußen herum, um den Irrtum zu bekämpfen und die Sünder zurechtzuweisen, um den Zweifelnden einen rechten Rat zu geben . . . " In den ersten Jahren hatte der religiöse Wahn teilweise Verfolgungscharakter, H. meinte, die Geschwister und die Dorfbewohner stellen ihm wegen seiner Wahrheitsverkündigung nach. 1936 wurde er zwangsweise sterilisiert. Bis 1963 lebte er auf dem Hof der Familie, wo er immer mehr verwahrloste. Als er 1963 in die Anstalt kam, war der Größenwahn eindeutig. Er komme gleich nach Gott, noch vor dem Papst. Bart und Haare trug er lang, „so wie es Christus tat". Der Gedankengang war anfänglich nur aufgelockert, erst später, 1966/67, wird er als zerfahren geschildert. Als wir ihn untersuchten, war er ruhiger und bescheidener geworden, gewissermaßen ein Prophet, der sich zur Ruhe gesetzt hat. Seine Größenideen dissimulierend, meinte er, daß er nichts anderes gelehrt habe als das, was die Kinder in der Schule lernen.

In der Gruppe, worin die Pseudorolle vorwiegend auf der Stärke der autistischen Überzeugung beruht, zählten wir bei unserer Untersuchung sieben Patienten. Bei weiteren 12 Kranken kommt der Kritikschwäche eine überragende Bedeutung zu bei der Tatsache, daß die megalomane Gewißheit zu Aktivitäten in

---

[1] Schizophrenie (Paraphrenie)

der Außenwelt geführt hat. Hierzu zählen der schon erwähnte „Großkaufmann"
Helmut K. (53), bei dem sich eine Hirnatrophie nachweisen ließ, aber auch
krassere Fälle zerebralen Abbaus, wie der des 1902 geborenen Paralytikers
Karl W. (20):

Er hat eine Gärtnerlehre gemacht und dann einen Kaufladen betrieben. 25 Jahre lang
soll er eine gute Ehe geführt haben. Im Kriege hatte er sich syphilitisch infiziert. 1951, als
er 49 Jahre alt war, wurde er zuerst in neurasthenischer und später in expansiver Weise auffällig. Er wollte in Mannheim drei große Kinos bauen, kaufte für 1.000,— DM Weihnachts-
bäume ein, für deren Verkauf er beim Arbeitsamt 25 Jungen als Gehilfen anforderte. Als
er am Abend heimkehrte, war der erhoffte Gewinn ausgeblieben, da ihm Geld und Bäume
gestohlen worden waren. Am nächsten Tag fuhr er in die Stadt, um eine große Menge Gänse
zu erwerben und mit viel Gewinn zu verkaufen. Da er aber nur von einem Wirtshaus ins
andere zog, wurde daraus nichts.
In ein psychiatrisches Krankenhaus eingeliefert, berichtete er von seinen Plänen, in Paris
18 Häuser zu bauen und zwei Kinos, ein Warenhaus und mehrere Kinderheime zu gründen.
Seine Intelligenz war deutlich abgebaut. Als wir ihn nachuntersuchten, war er ein stumpfer,
dementer Mann mit sehr geringem Spontanantrieb.

Sowohl Kritikminderung als auch autistische Überzeugung tragen wesentlich
zur Pseudorollenbildung bei.

Hinsichtlich dieser Gesichtspunkte verteilen sich unsere Kranken folgender-
maßen auf drei Gruppen:

1. Rollenloser Autismus   38 Fälle
2. Autistische Pseudorollen   7 Fälle
3. Pseudorollen bei Kritikschrankensenkung   12 Fälle

Die bisherigen Ausführungen an Hand der von uns untersuchten Kranken
haben gezeigt, daß die Megalomanie mit echtem Rollenspiel im dargelegten
Sinne nicht vereinbar und stets mit Autismus oder Kritikschwäche bzw. einem
Ergänzungsverhältnis beider verbunden ist. Es stellt sich die Frage, ob diese Verhältnisse beim Größenwahn gegen andere Wahnformen abgegrenzt werden können. Grundsätzlich ist dies sicher nicht der Fall, eine qualitative Andersartigkeit
der Megalomanie gegenüber anderem Wahn besteht nicht. Auch Beeinträchti-
gungs-, Liebes-, Eifersuchts- und hypochondrischer Wahn sowie Schuldwahn
entstehen auf dem Boden des Autismus oder der Synthymie bzw. Katathymie,
verbunden mit Kritikschwäche bzw. einem Mangel an Kritikbedürfnis (s. Kap.
IV, 3). *Ungeachtet des Fehlens grundlegender qualitativer Andersartigkeit ist
die Megalomanie aber in ihrer Struktur mehr als der Verfolgungswahn durch
den Autismus festgelegt.*

Verfolgungswahn ist stets auf Gemeinschaft bezogen. Wie Wieser (1969)
zeigt, lebt der sich verfolgt Wähnende häufig in der Furcht vor der Kontrolle
und Repression durch die Gesellschaft. Diese paranoischen Befürchtungen haben
konkretisierenden Charakter. Die Kranken haben vor harmlosen realen Gescheh-
nissen, in denen sie eine Bedrohung wähnen, Angst. Die Umweltabhängigkeit
des Verfolgungswahns zeigt sich u.a. darin, daß nicht nur zwischenmenschliches
Verhalten (Kulenkampffs (1956) „Erblicken und Erblicktwerden"), sondern
auch Gegebenheiten der dinglichen Welt (etwa bei Wahrnehmungen) den Kran-

ken zu einer bestimmten, der normalen Erfahrung zuwiderlaufenden Sinnent-
nahme zwingen und dadurch seine Freiheit einschränken. Hierbei handelt es
sich um eine Bezogenheit auf die allen gemeinsame Welt, die dem autistischen
Rückzug vorerst entgegensteht. Bei längerem Bestehen des Verfolgungswahns
verliert diese seelische Gerichtetheit an Bedeutung, und der Patient leidet weniger unter seinem Wahn, dann aber haben sich in der Regel die Verfolger plura-
lisiert, *und häufig verwandelt sich der Wahn zur Megalomanie.* Von Baeyer
(1955) spricht im Zusammenhang des Wahnwandels zur Pluralisierung und
Anonymisierung der Verfolger von einem „zweiten destruktiven Moment . . .
das den vom Wahn geschaffenen Begegnungen über das Fehlen der Gegenseitig-
keit hinaus auch noch den persönlichen Partner nimmt . . .” In diesem Geschehen zeigt sich u.E. das von uns Gemeinte, nämlich *ein Schwund des konkreten
Umweltbezuges,* was mit einer Stärkung der autistischen Tendenzen einhergeht.
Im Größenwahn ist die Verbundenheit mit der Umwelt schwächer und die autistische Komponente stärker. Der megalomane Hierarch, König oder Millionär
fühlt sich über die Welt erhaben; es liegt ihm aber nichts daran, von seiner vermeintlichen Macht Gebrauch zu machen. Als Beispiel verweisen wir auf den
auf S. 17 in verkürzter Form erwähnten Fall Pius B. (50), den wir andernorts
(1973) veröffentlicht haben.

Der sozial abgestiegene ehemalige Ingenieur war als Hilfsarbeiter bei der
amerikanischen Armee tätig. Er knüpfte dort Verfolgungsideen an reale Erlebnisse an, etwa wenn er in dem Offizierskasino, in dem er bediente, in das Verhalten der Gäste feindselige Handlungen hineindeutete, wenn er einen üblen
Scherz von Kollegen, die ihn betrunken machten, als Mordversuch auffaßte,
und wenn er hinter dem Mißgeschick, das ihm beim Bedienen eines Nebelwer-
fers passierte, den er selbst versehentlich zur Unzeit auslöste, einen Attentats-
versuch wähnte. Alle diese, dem Bereich der Verfolgung zuzurechnenden Erlebnisse haben irgendwie noch einen Gemeinschaftsbezug. Um seine megalomanen Erlebnisse ist es anders bestellt. Wenn ihm bei einem Pfadfindertreffen
in Marathon die Jungfrau Maria erschien, so mag dies in halluzinatorischen Erlebnissen gründen oder auf eine wahnhafte Gedächtnistäuschung zurückzuführen sein, aber nichts weist dabei auf fehlgedeutete zwischenmenschliche Erlebnisse hin. Selbst wenn man unterstellt, die später von ihm berichtete religiöse
Vision sei als Kompensation aufzufassen, weil man ihn im Kameradenkreis be-
lästigt oder lächerlich gemacht habe, so ist doch mit dem Umschlag in das megalomane Erlebnis der Marienerscheinung eine völlige Herauslösung aus dem mitmenschlichen Bezug eingetreten. Dies gilt auch für seinen Wahn, einmal ein Genie
von geschichtlicher Bedeutung zu werden.

Auch wenn man hier eine Kompensation auf die soziale Demütigung in der
Folge der Heimatvertreibung und auf die Mißerfolge im Beruf sieht, schließt
der Größenwahn doch nicht an die realen Einzelerlebnisse an, wie es bei dem
Verfolgungswahn des gleichen Patienten der Fall ist. Gerade an diesem Patienten

wird deutlich, daß der *Verfolgungswahn gemeinschaftsbezogen, die Megalomanie ein einsamer Wahn* ist. Dies bezieht sich auf die deskriptive und phänomenologische Ebene (i.S. Jaspers', 1913), also auf Beobachtung und auf bewußtes, mitgeteiltes Erleben der Kranken. Die Feststellung, daß der Autismus bei der Fundierung des Größenwahns eine schwerwiegendere Rolle einnimmt als beim Verfolgungswahn, wird auch bei der Anwendung einer soziodynamischen Sichtweise gestützt.

Zur Dynamik des Verfolgungswahns gehört häufig eine verzweifelte Kontaktsuche. H. Schulte (1924) beschreibt den Beziehungswahn als „Wir-Surrogat", und von Baeyer sieht in manchen Formen des Beeinträchtigungswahns ein finales Moment wirksam, welches danach strebt, die gestörte mitmenschliche Begegnung doch noch zu erreichen, was freilich nur in krankhaft abgewandelter Form gelingt. Der Kranke zieht die Beeinträchtigung der Einsamkeit vor. Für den Größenwahnsinnigen gilt Entsprechendes nicht. Seine Überheblichkeit imponiert als eine stolze Abweisung der Mitmenschen oder wenigstens als ihre gleichgültige Ignorierung. Die Vergegenwärtigung der engeren Wesensverwandtschaft des Autismus zur Megalomanie erschließt auch das Verständnis für den häufigen Wahnwandel von der Verfolgung durch Wenige über die Pluralisierung zum Größenwahn.

Die Aussage, daß der Autismus der Megalomanie wesensverwandter ist als dem Verfolgungswahn, besagt freilich nicht, daß nicht im Einzelfall etwa ein an einem fortgeschrittenen Verfolgungswahn Erkrankter autistischer sein kann als ein in leichterem Grade Megalomaner. Sie besagt vielmehr: Wenn auch kein Wahn ohne Autismus denkbar ist, so ist dieser doch für die Megalomanie in sehr viel stärkerem Maße Bedingung der Möglichkeit als für den Verfolgungswahn. Fälle von gleichzeitigem Auftreten von Größen- und Verfolgungswahn, wie bei dem erwähnten Pius B. (50), sprechen nicht gegen diese Auffassung, die ja nur besagt, daß in einem solchen Falle die Megalomanie stärker im Autismus verwurzelt ist als die andere Wahnform, an deren Entstehung ein größeres Maß weltzugewandter Strebungen beteiligt ist.

Diese Eigenart des Größenwahns wirkt sich auf das Rollenspiel in besonderem Maße aus. Die ängstlich-mißtrauischen Beeinträchtigungsideen und andere zum Wahn führende innere Einstellungen und Vorstellungen finden über eine sehr viel weitere Wegstrecke Anerkennung (also Mitspielen der Rolle) durch die Umgebung. Ganz besonders gilt dies für den Hypochonder, der als körperlich „Kranker" lange Zeit eine echte Rolle spielen kann, bis er als „eingebildeter Kranker" nicht mehr über die Pseudorolle hinauskommt. Nicht nur der Größenwahnsinnige, sondern schon derjenige, der Riesenansprüche äußert, stößt sehr viel früher auf den Widerstand der Mitmenschen. Diese neigen bei den anderen Wahnformen eher zu mitfühlender Anteilnahme und spielen die dargebotene Rolle lange mit. Personen, die von sich behaupten, sie seien mehr wert als die anderen, können hingegen auf eine solche bestätigende Teilnahme nicht hoffen, sondern stoßen sehr rasch auch auf eine vom Neid gespeiste kritische Ablehnung. Eine Ausnahme bilden hier wohl charismatische Führer, die aber gerade über eine Fähigkeit verfügen, bei den Mitmenschen Resonanz hervorzurufen, die sich mit Autismus und kritikschwacher Realitätsverkennung nicht unbedingt vereinigen läßt. Bei ihnen handelt es sich aber fast immer lediglich um Riesenansprüche und kaum je um megalomanen Wahn im medizinischen Sinne.

2. Die pathische Erlebnisweise der Megalomanie

Eine große Gruppe unserer Patienten erlebt ihren Größenwahn *pathisch*. Wir verstehen darunter in Anlehnung an L. Klages (1926), daß die Kranken in ihrer vermeintlichen Größe nicht die Auswirkung der eigenen Kraft, sondern vielmehr Gnade, Auftrag oder Beschenkung durch eine höhere, meist transzendente Macht erblicken. In diesem Bewußtsein, Werkzeug eines Größeren zu sein, gleichen sich die Gegensätze von Macht und Ohnmacht in einer Verschmelzung der Gefühle von Geborgenheit und Selbstsicherheit aus. Diese Polarität legt die Annahme einer Analogie zu derjenigen von Größen- und Beeinträchtigungswahn und deren dynamischen Ausgleich durch eine Leidentlastungstendenz (s. Kap. V) nahe. Diese Auffassung wird dadurch bestärkt, daß sich bei einem großen Teil unserer Fälle zwischen pathischer Erlebnisweise und Leidentlastungstendenz ein Zusammenhang aufweisen läßt.

Als Beispiel bringen wir den Fall des 1928 geborenen Intersexuellen Gerhard B. (43)[2] :

Die als Bauerntochter namens Gerda geborene Patientin war als Kind bubenhaft und hatte eine Vorliebe für rauhe männliche Tätigkeiten. In der Pubertät fühlte sie sich nur von Mädchen sexuell angezogen, und es kamen ihr früh Zweifel an ihrer Geschlechtszugehörigkeit. Nach einem dadurch motivierten Selbstmordversuch kam es zu einer Untersuchung, bei der festgestellt wurde, daß es sich nicht, wie anfänglich vermutet wurde, um einen Pseudohermaphroditismus femininus, sondern um ein Adrenogenitalsyndrom handelte. Als sie 19 Jahre alt war, wurde auf ihren Wunsch hin eine operative Entfernung der Ovarien und eine Personenstandsänderung vorgenommen.

Der nun als Mann geltende Gerhard B. hatte es dann aber sehr schwer im Leben. Er war von zwergenhaftem Wuchs (1,47 m) und nur bescheiden begabt (IQ 96); durch die Bürotätigkeit, die er mit viel Fleiß und pedantischer Gewissenhaftigkeit ausübte, wurde er stets an den Rand der Überforderung gebracht. Zeitlebens quälten ihn intensive Insuffizienzgefühle auf beruflichem, vor allem aber auf sexuellem Gebiet. Er hegte hypochondrische Befürchtungen, etwa daß angeblich in der Bauchhöhle liegende Hoden krebsig entarten könnten. Deshalb stand er seit dem 27. Lebensjahr in Behandlung eines sehr erfahrenen Psychotherapeuten, der ihn in einer 1964 erschienen Publikation als „. . . unsicher, gehemmt, scheu, leicht errötend und anlehnungsbedürftig, unter häufigen suizidalen Gedanken leidend" schildert.

---

[2] schizophreniforme reaktive Psychose bei Adrenogenitalsyndrom

29jährig, 11 Jahre nach der Operation, ging er mit einer älteren, mütterlichen, ihm intellektuell etwas unterlegenen Frau eine Ehe ein, die man auch bei kritischer Zurückhaltung als glücklich bezeichnen konnte. B. entwickelte sich zu einem gut lenkbaren und hilfsbereiten, häuslichen, freilich aber übermäßig scheuen, verletzbaren Menschen. Allem was die männliche Potenz betraf, maß er übermäßige Bedeutung bei. Tatsächlich soll er über viele Jahre mit Hilfe der penisartig hypertrophierten Klitoris Verkehr mit seiner Frau gehabt haben.

Als er 39 Jahre alt war, kam es zu Spannungen am Arbeitsplatz. Sein langjähriger, väterlicher Vorgesetzter, zu dem er viel Vertrauen hatte, wurde versetzt, sein Nachfolger hatte kein Verständnis für die empfindsame, pedantische Art des Patienten und behandelte ihn geringschätzig. B. reagierte darauf ängstlich-paranoisch, meinte, die Kollegen bespitzelten ihn, meldeten gelegentliches aufmuckendes Schimpfen an Vorgesetzte weiter, und er solle durch fingierte Telefonanrufe überprüft werden.

Man gewährte ihm einen Kuraufenthalt, und er erhielt die Nachricht, er solle sich in einigen Wochen in einem Sanatorium einfinden. In der Benachrichtigung für den Kuraufenthalt war nebenbei auch bemerkt, eine Badehose für die ärztliche Untersuchung mitzubringen. Seine Befürchtung, daß bei einer eventuellen Gemeinschaftsuntersuchung seine geschlechtliche Besonderheit allgemein bekannt werde, führte zu einer immer stärker werdenden Angstspannung, unter deren Einfluß sich eine akute Psychose entwickelte. Er näßte und kotete sich im Ehebett ein, halluzinierte die Stimme Gottes, die ihn veranlaßte, Geschirr zu zerschlagen. Das Jaulen eines Hundes, das ihm so erschien, als ob dieser am Sterben sei, motivierte ihn zu der abnormen Beziehungssetzung, er werde selbst sterben. Im Sarge werde er aber zum Leben erwachen. Rundfunk, Presse und Fernsehen werden von seiner Auferstehung zeugen. Dann werde er die Christenheit in der Urkirche vereinen, dies sei notwendig, um Mischehen zu vermeiden und Ordnung herzustellen. Bei seiner Auferstehung werde er überdies ein sexuell superpotenter Mann sein. Er habe schon jetzt beobachtet, daß die Frauen ihn so ansehen, als wollten sie ein Kind von ihm haben. Er werde auch das Negerproblem lösen und die Gleichheit der Menschen wieder herstellen.

Unter intensiver Konvulsionsbehandlung klang der akute, ängstlich gefärbte Zustand rasch ab. Er blieb dann längere Zeit in einer gehobenen Stimmung, in der er seine Größenideen beibehielt und sie nur dahingehend einschränkte, daß er auf ein Zeichen Gottes warten müsse, bis er die Negerfrage lösen und die Christenheit einigen könne. Als er entlassen wurde, sprach er nicht mehr von seinen Größenideen, seine Bereitschaft zu megalomaner Ressentimentbildung blieb aber erhalten. Selbstunsicherheit und Überempfindlichkeit, besonders in sexueller Hinsicht, erschwerten weiterhin sein Leben. Nach 1 1/2 Jahren erkrankte er erneut. Er rasierte sich die Kopfhaare ab, eine Stimme forderte ihn auf, Pflanzenschutzgift zu nehmen, kurz darauf wurde er nach einem Ertränkungsversuch aus dem Wasser gezogen.

In unserer Krankengeschichte bei der Wiederaufnahme im Herbst 1969 wird über seine Veränderung in den letzten 3 Monaten berichtet: „Er habe das Gefühl, jemand ganz anderer, d.h. seelisch ein ganz anderer Mensch geworden zu sein. . . .” Er sei unsicher geworden, in welcher Weise er durch äußere Ereignisse darauf hingewiesen werde, wie er sich verhalten solle. „Vielleicht durch irgendeine Führung, aber das gibt es doch gar nicht, daß ich als kleiner Wicht ausersehen sein soll, von Gott geführt zu werden.”

Die Stimmung negativ beeinflussende Momente, wie Insuffizienzgefühle, Selbstmordgedanken, überwogen in seinem Erleben. Ganz besonders bekümmerte ihn das Nachlassen seiner potenzähnlichen Fähigkeiten. In den ersten Ehejahren habe er täglich bis zu dreimal Verkehr gehabt, während es jetzt nur noch in einmonatigen Abständen dazu komme. „Der sich ihm aufdrängende Gedanke, daß er ein Versager sei, wäre ihm unerträglich.” Ganz selten flackerte noch einmal die megalomane Kompensation auf: In der Zeitung las er über einen ländlichen Propheten, der um die Jahrhundertwende in seiner Heimat berühmt war und sogar einmal beim König vorstellig wurde. Er habe die Gabe gehabt, Kriege und andere Ereignisse vorauszusehen. Mit diesem Hellseher sei er verwandt (was durchaus zutreffen kann). B. meinte nun (laut Krankengeschichte): „Er wisse jetzt nicht so recht, ob er nicht dazu ausersehen sei, der Nachfahre dieses Propheten zu sein. Der Patient begründete dies auf Befragen damit, daß er doch kein richtiges Geschlecht habe, weder ein weibliches noch ein vollkommen ausgebildetes männliches, insofern ihm die Hoden fehlten, von denen allerdings behauptet werde, sie befänden sich in seinem Bauch. Er könne sich seine Veränderung des Fühlens und Denkens auch nicht anders erklären, als daß mit ihm etwas Besonderes los sei und er frage sich, ob ihm nicht eine besondere Berufung zukäme. Andererseits denke er aber wieder, das sei doch vollkommen unmöglich, wo er sich selbst doch als der kleinste und unbedeutendste Mensch fühle. Diese Gedanken gingen ihm schon längere Zeit durch den Kopf, er habe nur nicht davon gesprochen. Er glaube, daß in der Stimme der Prophet zu ihm gesprochen habe. ..."

Eine anfängliche medikamentös bedingte Besserung verhinderte nicht den Rückfall in seine Verzweiflung. Nachdem zuvor ein Suizidversuch verhindert werden konnte, gelang es ihm dann doch, aus der Klinik zu fliehen und sich das Leben zu nehmen.

Was wir an dem Fall als typisch für das pathische Erleben zeigen wollen, ist folgendes: Die wahnhaften Abläufe begannen mit Beeinträchtigungserlebnissen: Man bespitzelte den Patienten, denunzierte seine Kritik an Vorgesetzten, um ihn schlecht zu machen, und prüfte ihn durch fingierte Telefonanrufe. Hier lag wohl eher noch eine wahnähnliche Reaktion als echter Wahn vor. Wichtig erscheint uns, daß dies nur die Zuspitzung eines lebenslangen Leidens an Insuffizienzgefühlen war, teils wegen seiner intellektuellen Schwäche, durch die er beruflich überfordert wurde, vor allem aber durch seine sexuellen Minderwertigkeitsgefühle. Aus diesem Vorfeld heraus gelangte er über eine vielleicht noch wahnähnliche Reaktion in eine schizophreniforme Psychose mit Beziehungssetzungen ohne hinreichenden Anlaß, und zwar stets in der gleichen Richtung der emotionalen Steuerung. Auf dem Höhepunkt der Beeinträchtigungspsychose, als die Wahnwahrnehmung des jaulenden Hundes ihm den Tod voraussagte, kam es zum plötzlichen Umschlagen in die extreme Erhöhung eines Wahns, der vom Tode auferstehende Erlöser zu werden, der den Schwachen zu ihrem Recht verhilft und den Menschen den Frieden bringt. In ähnlicher Weise wiederholte sich der Umschlag von Kleinheit in Größe auf dem Gebiet der sexuellen Phantasien. Dieser zu allem Bisherigen im Gegensatz stehende unvorstellbare Machtzuwachs war aber eingebettet in eine demütige Unterwerfungshaltung gegenüber Gott, der ihn trägt: ,,Aber das gibt es doch gar nicht, daß ich als kleiner Wicht ausersehen sein soll, von Gott geführt zu werden."

L. Klages (1950) versteht unter Pathik die Gabe, ,,unter Abweisung des Willens zum persönlichen wie zum gedanklichen Besitzergreifen, vom wirkenden Geschehen *hingenommen* und von ihm erst zu den findenden Akten des Geistes genötigt zu werden".

Auch bei unseren megalomanen Geisteskranken ist dies in hohem Maß der Fall, denn gerade von einer Willensleistung ist ja bei den meisten von ihnen nicht viel zu finden. L. Klages (1948) nimmt zwei verschiedene Aspekte des menschlichen Wesens an, deren einer in dem auf dem eigenen Willen gründenden und sich selbst als aktiv erlebenden Daseinstrieb und deren anderer im Drang nach Hingabe des Daseins ,,nach Schwächung und Lösung des Ichs" besteht. Obgleich es sich hier um einen Zustand handelt, in dem einem etwas widerfährt, ganz im Gegensatz zur eigenmächtigen und Ich-bedingten Kraft des Wollenden, spielt nach Klages das Pathos im Lebensgefühl genialer Tatmenschen eine Rolle, die sich von ihrem Sendungsbewußtsein oder ihrem Schicksal getragen wissen. Sie beziehen daraus eine rational nicht begründbare Selbstsicherheit, die sie einerseits befähigt, das Risiko vernünftigerweise schwer vertretbarer Wagnisse einzugehen und sich andererseits über ihre Mitmenschen erhaben zu fühlen, ohne daß sich dies sachlich immer von vornherein begründen ließe. Klages, der sich auf Nietzsches aristokratisches Pathos der Distanz beruft, sieht „Kleinlichkeit, Beschränktheit und Engherzigkeit" als das Gegenteil des Pathos an. Es ist einsichtig, daß hier ein erhebendes Lebensgefühl vorliegt, das sich über rationale Begründungen hinwegsetzt, und daß die Klagesschen Vorstellungen — mögen sie nun für die wirklich großen Menschen zutreffen oder auch nicht — einem sehr erheblichen Anteil unserer Größenwahnsinnigen sozusagen auf den Leib geschneidert sind. Die Ausführungen dieses Autors zeigen jedenfalls deutlich, daß das Gefühl menschlicher Größe nicht notwendigerweise mit einem starken Aktivitätsbewußtsein identisch ist, sondern sehr wohl aus der Hingabe hervorgehen kann, also aus der Unterwerfung des Ich unter einen sich seiner bemächtigenden Größeren, m.a.W. kann Entmächtigung zum Erlebnis des Mächtigseins führen. Schaut man den Sachverhalt vom Standpunkt der Psychodynamik an, dann liegt hier anscheinend eine Verwandtschaft mit der Abwehrform der „Identifizierung mit dem Angreifer" oder der „Verkehrung ins Gegenteil" (A. Freud, 1946) vor. Daß es sich hier freilich nicht um eine pathologische Reaktionsweise, sondern um einen Wesenszug allgemeinmenschlichen Erlebens handelt, zeigt u.a. R. Otto (1923) in seinen Ausführungen über Heiligkeit und Erhabenheit, „. . . daß auch an ihnen jenes eigentümliche Doppelmoment eines zunächst abdrängenden und gleichzeitig doch wieder ungemein anziehenden Eindruckes auf das Gemüt ist. *Er demütigt und erhebt es zugleich,* er schränkt es ein und trägt es über sich hinaus, löst einerseits ein Gefühl aus, das eine Ähnlichkeit mit Furcht hat, und andererseits beglückt er . . ."

Diese Antinomie zwischen Handeln und Erleiden, zwischen Macht und Ohnmacht, die aber zur Grundverfassung des Menschen gehört — vergleichbar etwa mit Systole und Diastole in den Abläufen der Natur, so wie Goethe es sah — spiegelt sich auch in den gegenläufigen thematischen Richtungen des Wahnerlebens: Beeinträchtigung und Größe.

Dies wurde schon von der älteren Psychiatrie gesehen, allerdings wohl mehr als ein Hintereinander (Lasègue; Magnan; Meynert, 1890; Wernicke, 1900; Foville), später als Nebeneinander antinomer Wahntendenzen. Kraepelin (1915) schreibt: „Größen- und Verfolgungsideen treten vielfach in eine gewisse Beziehung zueinander. Ihre Verbindung ist hier wie bei den verschiedenen anderen Krankheitsformen eine so häufige, daß wir an einem inneren Zusammenhang zwischen beiden nicht zweifeln können."

Kraepelin sieht auch, daß die beiden Hauptrichtungen von Anfang an im Wahn enthalten und oft auch erkennbar sind. Er bringt (1915) das schöne Beispiel von einem Menschen, der sich von seiner Umgebung mißverstanden und isoliert fühlt und dann seine Zuflucht bei Gott und seiner Kirche sucht, welche anstelle von Vater und Mutter treten. „. . . Zugleich aber regt sich in seinem Inneren eine tiefe Sehnsucht nach etwas Großem und Hohem, ein geheimes Drängen nach kühner Bestätigung, die stille Hoffnung auf ein unfaßbares Glück. Mehr und mehr festigt sich in ihm die Überzeugung, zu etwas ‚Besonderem' geboren zu sein. Er glaubt an seine ‚Bestimmung', an seine Mission, die er zu erfüllen hat." Kraepelin selbst erwähnt die Pathik nicht. Wenn man aber das von ihm Geschilderte von diesem Gesichtspunkt aus beurteilt, liegt u.E. folgendes vor: Auf eine leidvolle Frustration gelingt dem Betroffenen dadurch ein Ausweg aus der Selbstwertminderung, daß er sich einer höheren Macht hingibt, die ihm dann die Kraft zu einer so starken Selbstwerterhöhung gibt, daß er nun wähnt, er stehe weit über den Menschen, die ihn früher verkannt und geringgeschätzt haben. Wenn Kraepelin auch die initialen Gegebenheiten beider Wahnrichtungen erkennt, so behandelt er sie doch, soweit wir sehen, praktisch mehr als etwas aneinandergekoppeltes Verschiedenes, zwischen dem zwar ein innerer Zusammenhang besteht, wobei ihn aber vorwiegend die zeitliche Folge des Inerscheinungtretens interessiert. Die Größenideen pflegen „in der Regel erst dann hervorzutreten, wenn der Kranke im hoffnungslosen Kampf gegen die feindlichen Mächte mürbe geworden ist."

Auch Jaspers (1965) schreibt in der allgemeinen Psychopathologie: „. . . daß im Wahn Entgegengesetztes ineinandergebunden ist, denn der Wahn umfaßt durchaus beide Pole, Erhöhung und Erniedrigung der eigenen Person. Erhöhung und Erniedrigung, Größenwahn und Verfolgungswahn gehen zusammen."

Ein pathisches, Macht mit Ohnmacht verbindendes Moment ist in S. Freuds Fall des Senatspräsidenten Schreber enthalten. Der Arzt Flechsig, infolge einer homosexuellen Neigung Schrebers als Verfolger nach außen projiziert, wird zu einer vergöttlichten Vaterfigur erhoben, die den Kranken entmannt, zum Weibe macht und ihn mißbraucht, was dazu führt, daß er Kinder gebärt, womit er aber zum Erlöser der Welt wird.

E. Bleuler (1906) bezweifelt allerdings, daß jeder Paranoiker größenwahnsinnig sei, wenn man davon absehe, daß er die Wichtigkeit seiner Person über Gebühr in den Vordergrund rücke. Gegenüber Spechts affektiv fundierter Paranoiatheorie macht er geltend, daß beim Größenwahn das Mißtrauen grundsätzlich fehle, mag auch häufig eine Beimischung dieses Affektes auf die Kombination mit Verfolgungswahn zurückzuführen sein. Kehrer (1928) hingegen meint, der Größendrang sei ohne sein Gegenbeispiel, den Erniedrigungsdrang, nicht denkbar, beide schwingen eigengesetzlich gegeneinander, wie Berg und Tal einer Welle.

Wir selbst meinen, worauf wir unten ausführlicher zu sprechen kommen, daß das zwar nicht immer, aber doch häufig vorhandene pathische Erleben bei der Megalomanie daraus entstanden ist, daß der Größenwahn sich meistens aus dem Verfolgungswahn heraus entwickelt hat. Dadurch bleibt die Erlebnisweise des Erleidens auch dann erhalten, wenn der Größenwahn den Beeinträchtigungswahn weitgehend oder auch gänzlich zurückgedrängt hat.

Ohne selbst darauf hinzuweisen, entwickelt Federn (1956) Vorstellungen, die den häufig pathischen Erlebnischarakter des Größenwahns im Zusammenhang mit dem ihm verwandten Verfolgungswahn deutlich werden lassen. Wenn die Ich-Grenzen durch (Libido-)Besetzungsverlust eingeschränkt werden, dann erscheint vieles, was eigentlich zum Ich gehört, als außenständig, was dann passiv als Beeinträchtigung erlebt wird. Wenn die Ich-Grenzen dann wieder auf die zuvor der Entmächtigung anheimgefallenen Anteile und eventuell auch darüber hinaus ausgedehnt werden, dann liegt es nahe, daß die zurückgewonnenen oder sogar neu erworbenen Gebiete der Eigenaktivität in pathischer Erlebnisweise bewußt werden, m.a.W.: Die ursprünglich nach außen projizierten Leiden verursachenden Bereiche der Seele werden nun introjiziert und pathisch erlebt.

Kulenkampff (1956) weist in einer von Sartres Studien über den Blick ausgehenden Arbeit darauf hin, daß der Freiheitsverlust, der im menschlichen Zusammenleben durch das unvermeidliche auch „Für-andere-Sein" entsteht, vom Wahnkranken in pathologischer Abwandlung erlitten wird, und daß dies nicht nur für den Verfolgungs-, sondern auch für den Größenwahn gelte. Wir meinen, daß sich dies dann in der pathischen Erlebniskomponente zeigt.

In anthropologischer und daseinsanalytischer Sicht zeigt Blankenburg (1967), daß die Einspannung des Wahns zwischen die Pole „Verfolgung" – „Größe" der polaren Struktur des Daseins als einem „Entwerfend-Geworfensein" in der Sprache Heideggers ebenso entspricht, wie die Polarität des menschlichen Geistes vom Idealismus zum Realismus. „Für den Idealismus wird die Welt in der Theorie zum Gemächte des Ich. Für den Realismus unterliegt die Welt mechanischen Gesetzmäßigkeiten oder auch magischer Einwirkung" (Blankenburg, 1967). Ins Konkrete zurückgeführt, findet diese Ausweitung ins Allgemeingesetzliche ihren Ausdruck in den schlichten Worten des von diesem Autor beschriebenen und daseinsanalytisch bearbeiteten greisen Defektschizophrenen: „Was kann ich dafür, daß mir so hohe Dinge anvertraut sind", wobei er sich auf die „Gnade" beruft, „mit unserem Herrgott zu reden". Hier liegt in milder Form ein pathisch-megalomanes Erleben vor. Die Demut ist eng verbunden mit dem erhöhenden Bewußtsein, mit Gott in einem besonderen Vertrauensverhältnis zu stehen.

Wenn wir auf Grund des zuvor Berichteten davon ausgehen, daß zwischen Pathischem und Aktivischem normalerweise ein situativ mitbedingtes Gleichgewichtsverhältnis besteht und dieses in der Psychose einseitig verschoben wird, dann interessiert uns die an unseren Fällen aufzeigbare Verschiebungsrichtung und deren Veränderung während des Verlaufes. Wir sehen nämlich, daß in längeren Zeiträumen Verfolgungswahn sich in Größenwahn wandeln, diese Veränderung auch für kürzere oder längere Zeit zurückschwingen kann und daß ferner beide Wahnformen nebeneinander herlaufen können, wobei sich aber der Schwerpunkt allmählich in der Richtung zur Größe verschiebt. Dabei bleibt aber in vielen

Fällen auch in der Megalomanie ein Rest der dem Verfolgungswahn eigenen
Modalität des Erleidens in Form der Pathik erhalten.

Mögen nämlich auch beide Seinsweisen, die des Aktivischen und die des
Pathischen, zu einer dem menschlichen Wesen immanenten Polarität gehören,
so kann doch im Bereich ihrer Bewußtwerdung und ihres Einfließens in die
„innere Haltung" (Zutt, 1929) durchaus alternativ die eine Möglichkeit in
den Vordergrund und die andere in den Hintergrund rücken.

Wir fragen nun, welche Bedeutung diese Tatsache unter dem auf dem Lustprinzip beruhenden Gesichtspunkt der Leidentlastungstendenz hat (s. Kap. V).
Hier scheint uns die Pathik nicht *nur* unter dem Gesichtspunkt einer stets vor-
handenen Seinsweise und auch nicht unter dem eines in der Megalomanie noch
pathoplastisch wirksamen Residuums des ursprünglichen Verfolgungswahns von
Interesse zu sein. Die pathische Erlebnisweise hat u.E. darüber hinaus die Bedeutung einer Achse, mit deren Hilfe sich der Wandel von Schwäche in Stärke,
von Erniedrigung in Erhöhung, also von Leid zur Leidentlastung, vollzieht. K.
Jaspers (1964) erhellt den hier genannten Umschlag von Leid und Wehrlosig-
keit in Geborgenheit und unerschütterliche Sicherheit, der ja in den Religionen
des Alten und Neuen Testamentes eine fundamentale Rolle spielt, an Hand des
22. Psalms: „In jenem Psalm spricht ein Mensch in höchster Bedrängnis: ‚Ein
Wurm bin ich, kein Mensch, verachtet, Gespött der Leute'. Die Bösen umkreisen
ihn. Sie sperren ihren Rachen wider ihn auf wie ein Löwe. ‚Wie Wasser bin ich
hingegossen, alle meine Gebeine sind auseinandergegangen, mein Herz ist wie
zu Wachs geworden, mein Gaumen ist ausgetrocknet'... In dieser Stummheit
und Stille, diesem Verlassensein in der *Hilflosigkeit erfolgt der Umschlag* (vom
Verf. kursiv ausgezeichnet): ‚Und Du bist doch der Heilige, auf Dich vertrauten
unsere Väter.' Er hat die Elenden, die zu ihm schrien, gehört. Auch diesem Dichter des Psalms wird gewiß: ‚Jahwe ist mein Hirte, mir wird nichts mangeln, auch
wenn ich im Dunkeln wandern muß, fürchte ich kein Unglück, denn Du bist bei
mir.' " Jaspers fährt bei der Schilderung des Vorganges, der u.E. voll und ganz
der pathischen Erlebnisweise entspricht, fort: „Das wesentliche dieser Geburt
der Gottesgewißheit aus dem grenzenlosen Leidensbewußtsein ist zunächst: das
restlose Sichaussetzen dem Leiden, der Mensch erfährt sich als Wurm, nicht in
der Behauptung seiner Würde und Unerschütterlichkeit... *Es ist nicht möglich,
das Leiden weitertreiben zu lassen. Aus diesem Äußersten und erst aus ihm erfolgt der Umschlag* (vom Verf. kursiv ausgezeichnet) ... und am Ende die Ruhe
des Vertrauens zum unantastbaren Grund." Was Jaspers hier in ganz anderem
Zusammenhang schildert, charakterisiert das pathische Erleben und ist u.E.
ein Analogon zum Leiden des der wahnhaften Beeinträchtigung ausgesetzten
Kranken, der gerade vermittels dieses Leidens, in dem er sich einer übergeord-
neten, metaphysischen Macht unterwirft, von seinem Leiden entlastet wird.
Voraussetzung, daß solches möglich ist, ist der Verzicht auf das aktivische Sich-
zur-Wehr-Setzen, auf die Sanatio aus eigener Kraft zugunsten einer Demutshal-

tung, die zu Ruhe und Selbstsicherheit hinüberführt. Gerade durch die Beja-
hung der Unterordnung, also eines Verzichtes auf unbegrenzte Freiheit, gelangt
der Kranke zu einem relativen Freiheitsgewinn, der ihn für die zur Zeit des apo-
phänen Höhepunktes des Verfolgungswahns verlorengegangene Freiheit über-
reichlich entschädigt.

Die erwähnte Äußerung von L. Klages über die pathischen Eroberer (s.S. 50/
51) zeigt ja, daß eine weit überdurchschnittliche Freiheit mit dieser besonderen
Art des Sich-als-,,hingegeben-und-unterworfen-Erlebens" vereinbar ist. Bisweilen, wie etwa der Gott Nr. 2 des Dr. Peter XY (48), der mit seinem Vater, dem
Gott Nr. 1, in Konflikt lebt, (oder auch in Freuds Fall Schreber), ist die Identi-
fikation mit dem Angreifer offensichtlich. Es ist aber hervorzuheben, daß es
sich hier um eine besondere Variante handelt. Keineswegs unterwirft sich der
Verfolgte immer dem Verfolger, sondern lediglich einer höheren Macht, so wie
es in dem von Jaspers angeführten Beispiel der Fall ist, oder wie es ja auch in
unserer oben referierten Krankengeschichte des Patienten Gerda/Gerhard B.
(43) zutrifft. Dies gilt wenigstens, soweit man sich an das klinisch-phänomenal
Beschreibbare hält, und auf mögliche und sicherlich oft auch mit gutem Recht
vertretbare tiefenpsychologische Zusammenhangsvorstellungen verzichtet. (Bemerkung: Daß Dr. XY's Gott Nr. 1 sein Vater ist, ist keine Deutung, sondern
eine Mitteilung des Patienten.) Wenn wir diese methodische Grenze einmal bewußt überschreiten, dann drängt sich freilich auf, daß Freud im Größenwahn
eine Erscheinung des sekundären Narzißmus sah. Dieser strebt ja nun auf eine
Wiederherstellung dem primären Narzißmus analoger Verhältnisse, in denen
der Säugling mit seiner Welt, der spendenden Mutter, eine Einheit ist, die Subjekt-Objekt-Trennung also noch nicht oder nur unvollständig vollzogen ist.
Hier herrschen nun erstaunlich ähnliche Verhältnisse wie in der pathisch erlebten Megalomanie. Der Säugling bezieht in sein Sich-Erleben die Macht der
Mutter ein, der er andererseits ohnmächtig ausgeliefert ist. Daß sich dies auf
einer unreflektierten Ebene abspielt, spricht nicht gegen den Vergleich, denn
auch die Pathik der Megalomanie ist ja wohl in der Mehrzahl eine vorwiegend
gefühlsbezogene Einbettung des Erlebens und nur in der Minderzahl reflektiert.
Zu dieser affektiven Befindlichkeit der Pathik gehört das Vertrauen, eben jene
Sicherheit, von einer irrationalen stärkeren Macht getragen zu sein. E. Bleuler
(1906) hat ja schon darauf hingewiesen, daß Mißtrauen zum Größenwahn nicht
gehört und nur vorgefunden wird, wenn Verfolgungswahn mit der Megalomanie
gleichzeitig verbunden ist.

Wir meinen hierzu, daß die im Gefühl des Vertrauens gründende Pathik, die
zum Größenwahn gehört, eine Umformung jenes Mißtrauens ist, das dem Verfolgungswahn eignet. Der mißtrauische Paranoide sträubt sich gegen die Verfolgung, die er widerwillig erleidet. Das Mißtrauen stellt dann einen Rest von
Aktivität in jener Wahnverfassung dar, in dem die normalerweise sich im Gleich-
gewicht haltende Beziehung von Aktivität und Passivität in die Richtung des

Erleidens entgleist ist. Wenn sich dann umgekehrt in der Wahnwandlung zur Megalomanie hin das antinome Verhältnis in Richtung zum aktiven Pol hin verschiebt, kann zwar noch bisweilen ein Rest von Mißtrauen deutlich bleiben, worauf E. Bleuler (1906) hinwies, häufiger zeigt sich aber das Residuum des zuvor dominierenden Erleidens in der Form der Pathik als eine Modalität der größenwahnsinnigen Befindlichkeit.

Wichtig erscheint uns, daß in den 16 Fällen unseres Krankengutes, in denen die Pathik fehlte, nur einmal dem Größenwahn ein Verfolgungswahn vorausgegangen war. Bei den restlichen Fällen war der Größenwahn primär aufgetreten (im Sinne des „Druchbruchstyps", s. Kap. V, S. 73). Bei diesem Ausnahmefall einer 72jährigen, seit 25 Jahren erkrankten paranoid-halluzinatorischen Schizophrenen (Tatyannia H. − 54 −) bestanden nur vereinzelte Größenideen (Tochter des Papstes zu sein, Leiterin einer Weltfrauenkonferenz zu werden) neben Verfolgungsinhalten bei sehr ausgeprägter mißtrauischer Gefühlslage jener Art, auf die E. Bleuler (1906) hingewiesen hatte. Hier war also der Wandel der antinomischen Wahnform bzw. der aktivischen-passiven Gegensätzlichkeit nicht genügend fortgeschritten. Dessenungeachtet läßt sich aber sagen: Das Mißtrauen des Verfolgungswahns ist das aktivische Residuum der im Wahn extrem entgleisten Erlebnisweise des Erleidens; beim Wandel zum antinomischen Extrem des aktivischen Selbstgefühls im Größenwahn bleibt ein Rest des Erleidens erhalten, der sich als pathische Erlebnisweise äußert. Zwischen der aktivischen Haltung und jener des Erleidens besteht oft ein *Zirkelschluß* insofern, als das Extrem des Erleidens mit dem Rest von Aktivität in das Extrem des Aktivischen, also Größe, mit dem Rest des Erleidens sich wandelt. Dieser Zirkelschluß durch die Wahnwandlung geschieht im wesentlichen allerdings stets nur in einer Richtung, nämlich der vom mißtrauischen Erleiden zur pathischen Größe. Diese einseitige Richtung des Zirkelschlusses hängt mit der noch zu besprechenden Leidentlastungstendenz (s. Kap. V) zusammen.

Im Gegensatz zum Mißtrauen zeichnet den pathisch erlebenden Menschen Vertrauen aus. Dieses besteht mehr in einem Vertrauen in den tragenden Grund als in sich selbst, es hat in seinem Wesen eine Verwandtschaft zu dem, was Erikson (1966) das „Urvertrauen" nennt, das ja übrigens vor allem vorwiegend in der oben erwähnten Phase des primären Narzißmus erworben wird.

Nun besteht zwischen dem Urvertrauen des Normalen und dem beschriebenen pathischen Vertrauen des Megalomanen dennoch eine Unterscheidungsnuance. Während nämlich das Vertrauen des Gesunden eher einer wohlbegründeten Hoffnung nahesteht, zwar durchaus Gewißheitscharakter haben mag, aber eine Gewißheit, die auf die Zukunft hin geöffnet ist und nicht daran zweifelt, daß sich Angelegenheiten schon irgendwie in einer noch unbekannten Weise zum Guten wenden werden, handelt es sich bei den Megalomanen um eine Gewißheit von konkreten gegenwärtigen Tatbeständen, die mit der realen Gegenwart nicht in Übereinstimmung zu bringen sind, was ja u.a. zu den Charakteristiken des Wahns gehört.

Tellenbach (1966) schildert unter Hinweis auf Plügge (1962) und G. Marcel (1964) die Zusammengehörigkeit von Leiden und Hoffen. Er beschreibt, wie bei unheilbaren Kranken „sich immer mehr ein Erleben der Gewißheit bald erreichten Zieles (entwickelt) — und das heißt: ‚Gewißheit einer irgendwie gearteten Zukunft der Person' ". „Am Rande der Verzweiflung" kann er die irdische Not überschreiten und es eröffnet sich ihm die Hoffnung auf eine jenseitige Welt, in der er für die erlittenen Leiden entschädigt wird. Das pathische Erleben unserer Megalomanen unterscheidet sich hiervon dadurch, daß sich das Leiden nicht in Hoffnung, also Zukunftsorientierung, transformiert, sondern vielmehr in eine auf die Gegenwart bezogene Gewißheit, welche sozusagen die Zukunft vorwegnimmt und in die Gegenwart versetzt.

Der hier aufgezeigte Wandel vom trotzigen Mißtrauen zu dem in der pathischen Unterwerfungshaltung gewonnenen Vertrauen bietet einen interessanten Aspekt, der über die engen Grenzen der Psychiatrie hinaus in viel weitere Gebiete des Geistes verweist. Die geschilderte Wandlung des Eigenwerterlebens im Wahn findet ja ihren Ausdruck in den Worten des Neuen Testamentes: „Wer sich selbst erhöht, wird erniedrigt, und wer sich selbst erniedrigt, wird erhöht werden" (Matth. 23, Vers 12). Bekanntlich hat Friedrich Nietzsche die jüdisch-christliche Ethik deshalb kritisiert. Er spricht von der „Sklavenmoral", welche die Anpassung oder auch Unterwerfung an Mächte der mitmenschlichen Außenwelt (z.B. das demokratische Gleichheitsprinzip mit dem Vorrang der Interessen der Mehrzahl vor denen des Einzelnen oder die Hochschätzung des Mitleidens) als „gut" bezeichnet, im Gegensatz zu dem von ihm als aristokratische „Herrenmoral" aufgefaßten Egoismus des Individuums oder einer Oberschicht, der als „böse" entwertet wird. Wenn Nietzsche (1887) schreibt: „Der Sklavenaufstand der Moral beginnt damit, daß das Ressentiment selbst schöpferisch wird: das Ressentiment solcher Wesen, denen die eigentliche Reaktion, die der Tat, versagt ist, die sich nur durch eine imaginäre Rache schadlos halten" (Zur Genealogie der Moral), so sehen wir im pathischen Erleben des Größenwahns eben diese Ressentiment genannte seelische Reaktionsweise in reiner Form, bildlich gesprochen wie „herauspräpariert" vor uns.

Dieser Ausblick scheint uns ein des Erwähnens wertes Nebenprodukt unserer Betrachtungen zu sein, wenn man die grundlegenden Folgen im Bereich menschlicher Gesittung bedenkt, die das Ressentiment, von Ludwig Klages (1926) bekanntlich als „Lebensneid" bezeichnet, bewirkt hat — mag man nun Nietzsches ablehnenden Standpunkt teilen oder vielmehr jenen seiner bisher siegreichen Widersacher einnehmen.

Vergleichbare pathische Züge finden sich bei Frau Friedel B. (44, s. S. 15ff), die in dem Bewußtsein, daß ihr ihre Sünden vergeben worden sind, sich nun als segnender Stellvertreter Christi wähnt. Im Gegensatz zu dieser demütigen und reuigen Sünderin finden sich pathische Züge auch in dem stolzen Selbstbewußtsein der Frau Klara-Maria S. (47, s.S. 21 ff); sie äußert zu ihrer Gewißheit, vom König Salomon abzustammen: „. . . Dazu brauche ich keine Ahnenliste, das Sein

genügt, daß ich es bin." Auch in solchem Stolz ist ein winziger Anteil von Demut (hier gegenüber der gewähnten großen Tradition) amalgamiert, wodurch
das bewirkt wird, was wir als „pathisches Lebensgefühl" bezeichnen.

Desgleichen gehört die wundersame Errettung des Pilgers Pius B. (50, s.S.
17) vor den Räubern durch die Mutter Maria zu dieser Weise des Selbstverständnisses, wie auch die Überzeugung von Peter D. (37, s. S. 14) und Dr. XY (48,
s.S.15 ff), nicht Gott Vater, sondern Gottes Sohn zu sein. Dadurch wird auch
der Göttlichkeitswahn in pathischer Weise erlebt. Alles in allem läßt sich die
Pathik damit formelhaft verkürzen: „Groß durch einen Größeren" zu sein.

Bei unseren 57 Fällen lag das pathische Erleben 36mal deutlich und fünfmal
nur angedeutet vor, in 16 Fällen fehlte es.

3. Die Senkung der Kritikschranke

Bei den Ausführungen über den Autismus wurde dargelegt, daß die Eigenwelt
von der allen gemeinsamen Welt nur relativ, nicht absolut getrennt ist, daß eine
Wechselwirkung zwischen den in- und umweltlichen Informationen besteht, was
sich auf das innere Selbstverständnis und das Verhalten auswirkt. Die autistische
Binnenwelt im Sinne E. Bleulers ist eine besonders stark gegen die Mitwelt abge-
kapselte Eigenwelt. Der Gegenpart des emotionsgesteuerten dereistischen Denkens, welches das autistische Binnenleben gestaltet, ist der an der Realität orien-
tierte kritische Gedankengang. Dieser erlaubt es, eine Beurteilung, die in der
Eigenwelt vollzogen wird, daraufhin zu prüfen, ob sie in der allen gemeinsamen
Welt mit Anerkennung rechnen kann. Der kritische Gedankengang erfüllt dadurch
eine Schrankenfunktion. Als Kritikschranke erschwert oder verhindert er nicht
nur die Mitteilung unhaltbarer Überzeugungen, sondern auch das Festhalten
an ihnen im psychischen Binnenraum. Abgesehen von diesen Überlegungen zeigen die Forschungen Berners (1965), daß zur Fixation des Wahns noch ein Moment der psychischen Starre, wie etwa Ixoidie oder Ixophrenie (Strømgren,
zitiert nach Berner, 1965), hinzukommen muß.

Nun hat in der Psychiatrie seit langem die Auffassung Gültigkeit – besonders
Jaspers (1913) und Gruhle (1928) haben dies betont –, daß der Wahn nicht auf
einer Störung der Kritik beruht. „Die Kritik", schreibt Jaspers, „wird nicht ver-
nichtet, sie stellt sich in den Dienst des Wahns". Es sei für die Erfassung des
Wahns von fundamentaler Bedeutung, sich von diesem Vorurteil, es müsse In-
telligenzschwäche vorliegen, freizumachen. Von letzterer hänge nur die Wahnform ab. Auf die Gegebenheit, daß Paranoiker durchaus keine schlechtere Intelligenz haben als Gesunde, hatte vor Jaspers schon Sandberg (1896) aufmerk-
sam gemacht. Wenn wir ungeachtet dieser Einwände gegen die Annahme einer

Kritikstörung beim Wahn, die übrigens auch nach Jaspers nur für die formale Betrachtung des Denkvorganges bei diesem Phänomen Gültigkeit hat, dennoch von „Kritikschranke" sprechen, so meinen wir, daß die Kritik, auch wenn sie nicht verunmöglicht wird, doch immer dann, wenn Wahn erlebt wird, in ihrer reflektorischen Funktion, Urteile des Individuums auf ihre Allgemeingültigkeit zu prüfen, behindert wird, wobei dann auch die Realitätskontrolle betroffen wird. Pauleikhoff (1953) hat u.E. zu Recht dagegen eingewandt, daß die Kritikfähigkeit beim Wahneinfall zwar nicht erloschen, aber durch eben dieses „Sich-in-den-Dienst-des-Wahns-Stellen" praktisch unwirksam geworden ist. Wenn wir von der „Senkung der Kritikschranke" sprechen, so beziehen wir uns vorwiegend auf jenen Teilbereich des kritischen Vermögens, der in der Realitätsprüfung besteht, also in der Prüfung, ob ein psychischer Inhalt nicht nur der jeweiligen Eigenwelt, sondern auch der allen gemeinsamen Welt angehört. Wie wir anderenorts ausgeführt haben (1976), sehen wir in der Realitätskontrolle in Anlehnung an das Modell von Conrad (1958) eine sich in der Balance haltende Beachtung sowohl des egozentrischen wie des umweltlichen Standpunktes. Im Bilde gesprochen, stellen wir uns eine stetige Hin- und Herbewegung dessen vor, was Conrad (1958) als Überstieg vom ptolemäischen zum kopernikanischen Bezugspunkt und umgekehrt schildert. Insofern man dieses Vermögen, seine eigenen Urteile ständig dadurch in Frage zu stellen, daß man auch den Standpunkt der Umwelt berücksichtigt, zur Kritikfähigkeit rechnet, ist dieses u.E. beim Wahnkranken gestört. Mag auch alles, was sonst zu dieser intellektuellen Fähigkeit gehört, etwa ihre formalen Funktionen, erhalten sein: Es versagt hier ihre Aufgabe als Schranke, die verhindert, daß autistische realitätswidrige Vorstellungen jenen Grad unkorrigierbarer Gewißheit erhalten, die die Voraussetzung des Wahns ist. Ob nämlich die Einzelfunktionen des Kritikvermögens tatsächlich unbeeinträchtigt bleiben oder auch nicht, ihr sinngemäßer Einsatz wird jedenfalls behindert, was doch wohl der Fall ist, wenn ein fehlgeleiteter Scharfsinn in den Dienst des Wahns gestellt wird. Bei dieser Betrachtungsweise liegt u.E. beim Wahn eine Störung der Kritikfähigkeit vor, die wir „Senkung der Kritikschranke" nennen. Die Kritikschranke muß durch eine ihr entgegenwirkende Dynamik überwunden werden, damit Wahn manifest werden kann. *Das Wahnbedürfnis muß also stärker als das Bedürfnis zu Kritik sein.* Es ist naheliegend, daß dies um so mehr der Fall ist, je geringer das Kritikvermögen als ganzes entwickelt oder je stärker es gestört ist.

Dies wollen wir aber erst weiter unten besprechen. Vorerst gehen wir davon aus, daß die zur Kritikfähigkeit nötigen Funktionen zwar erhalten sind, daß aber das Kritikbedürfnis vermindert, jedenfalls schwächer als das Wahnbedürfnis ist.

Damit die Kritikfähigkeit wirksam werden kann, bedarf es nicht nur ihrer potentiellen Voraussetzungen, sondern auch einer inneren Bereitschaft, davon Gebrauch zu machen. So offensichtlich es nun richtig ist, daß bei manchen Wahnbildnern, etwa Systemparanoikern oder an Liebes- oder Eifersuchtswahn Erkrankten, eine deutliche Bestrebung vorhanden ist, durch oft freilich recht faden-scheinige Verknüpfungen von angeblichen Beweisen und einseitig interpretier-ten Beobachtungen und dergleichen eine scheinbare Stimmigkeit herzustellen, so ist hier – in unserer oben dargestellten Sicht – dennoch das Kritikbedürfnis erheblich beeinträchtigt. Es verlangt nämlich nicht mehr nach einer Ausschöp-fung der Überprüfungsmöglichkeiten, was bei der Ungeheuerlichkeit vieler der-artiger Wahnvorstellungen und nicht selten der daraus gezogenen schonungslosen Konsequenzen eine ganz selbstverständliche Forderung der Vernunft wäre, son-dern begnügt sich mit einer vordergründigen Scheinlogik. Diese täuscht eine Be-gründung des Wahns vor, wodurch zwischen Wahnbedürfnis und Kritikbedürf-nis ein Ausgleich zustandekommt. Diese Überlegungen führen uns zu dem Er-gebnis, daß dem Wahn tatsächlich eine Störung der Kritikfähigkeit zugrunde liegt, insofern man nämlich zur intakten Kritikfähigkeit auch das Bedürfnis zählt, von ihr in angemessener Weise Gebrauch zu machen. Dies alles gilt sowohl für die Wahnform beeinträchtigender als auch beglückender Art. Der Größen-wahn nimmt hier keine grundsätzliche Sonderstellung ein. *Dennoch spielt der Gesichtspunkt der Kritikschrankensenkung bei ihm eher eine ausschlaggebende Rolle als bei den übrigen Formen dieser psychotischen Störung.* Die Äußerun-gen der Megalomanie rufen in der Mehrzahl häufiger den ungläubigen Protest der Umwelt hervor, als diejenigen des Beeinflussungswahns. Letzterer, oft von Mißtrauen geleitet, äußert häufiger seine Verdächtigungen mit mehr Vorsicht und stößt bei den Mitmenschen meist auf ein eher mitleidiges Sich-Zurückhal-ten und Besänftigen. Der Megalomane hingegen, der meist kein Hehl daraus macht, daß er sich den anderen überlegen fühlt, die Mitmenschen also als unter ihm stehend betrachtet, ruft Gefühle der Kränkung, Empörung oder sonstigen Unwillens hervor. Im Gegensatz zum Beeinträchtigungswahnsinn, dem viel häu-figer mit Nachsicht begegnet wird, werden dem Megalomanen kritische Einwände mit Nachdruck entgegengehalten, so daß die erhebliche Kritischrankensenkung bei dem Kranken deutlich wird.

Wenn wir nun das Wahnbedürfnis im Kausalzusammenhang mit der Kritik-schrankensenkung bei den Megalomanen sehen, so ist vorerst zu fragen, worin dessen Wesen zu sehen ist und welche seine dynamischen Quellen sind. Wir ver-weisen hierzu auf das Kapitel über die Leidentlastungstendenz, in dem diese Frage erörtert wird. Wir sind uns der Schwierigkeit bewußt, die darin liegt, etwas für den Wahn Allgemeingültiges nur für den Teilbereich der Megalomanie auszu-führen. Die Vermutung, daß für die anderen Wahnformen sehr verwandte dyna-mische Verhältnisse vorliegen, die sich alle in ein übergreifendes Prinzip einord-nen lassen, liegt u.E. nahe. Dem würde die Feststellung Bumkes (1948) und J. Langes (1927) entsprechen, bei der Wahnvorstellung komme es darauf an, daß das Gefühl stärker sei als der Verstand. Abgesehen vom u.E. ursächlichen Ein-fluß des verminderten Kritikbedürfnisses bei der Wahnentstehung, ist daran fest-zuhalten, daß Differenzierungsniveau und Intaktheit oder Gestörtheit der der Kritik dienenden Denkabläufe sich nicht auf das „Da-Sein", sondern nur auf das „So-Sein" (i.S. Kurt Schneiders, 1966), also auf die inhaltliche Ausgestaltung des Wahns, auswirken. Wie schon erwähnt, bilden Oligophrene nicht häufiger Wahn als Normal-Intelligente. Bei dem Wahn der Defektschizophrenen und hirnorganisch Abgebauten oder etwa der Paralytiker ist die monströse, oft verworrene, jedenfalls besonders unkritische Darbietung des Wahns zwar in hohem Maße auf die Beeinträchtigung des die Kritik ermöglichenden Funktionierens der intellektuellen Abläufe zurückzuführen. Die Tatsache aber, daß überhaupt Wahn gebildet wird, also sein „Da-Sein", kann man nicht darauf zurückführen. Ob man nun die Kritikschwäche in der Form geminderten Kritikbedürfnisses mit daraus sich ergebender pathogenetischer Bedeutung oder nur in der Form gestörter oder unterentwickelter intellektueller Funktionen mit lediglich pathoplastischer Auswirkung sieht, in jedem Falle hat sie den Charakter eines die Megalomanie *begünstigenden* Umstandes.

Im Kapitel über den Machtwahn (s.S. 26 ff) haben wir einen von uns schon anderenorts (1966) publizierten Fall eines chronisch Schizophrenen skizziert, der in der Art von E. Bleulers „doppelter Buchführung" sehr wohl zum sinnvollen Leben und Verhalten in der Lage war, aber gewissermaßen in freier Situationsanpassung – z.B. wenn er entsprechend gefragt wurde – in einen sprachverwirrten Rededrang verfallen konnte, in dem er einen extremen Diktatorenwahn zum Ausdruck brachte. Wir versuchten, das bei diesem Kranken besonders eindrücklich sich zeigende, aber auch sonst recht häufige Phänomen (es fand sich in abgeschwächterer Form siebenmal bei unserem Patientengesamt von 57 Fällen) in finaler Sicht als sogenannte *Erforderniszerfahrenheit* zu verstehen. Der Kranke verfügte ja erwiesenermaßen über einen intakten, die Kritikanwendung möglich machenden intellektuellen Apparat. Jedesmal, wenn er über seinen Wahn sprach und dann in unserer Sicht das Kritikbedürfnis unterdrückte, machte er nicht nur keinen Gebrauch von seinen kritischen Fähigkeiten, sondern er schaltete sie vorübergehend weitgehend aus, indem er sich in einen Zustand der Sprachverwirrtheit versetzte, in dem ihm die Möglichkeit zu selbstkritischen Einwänden gegen seine monströsen Größenideen nicht mehr gegeben war. Die dazu notwendigen intellektuellen Abläufe funktionieren in einem derartigen Zustand nicht mehr. Wenn man sich derart dranghaft sprachverwirrt ausdrückt, wie es der auf Seite 30 erwähnte Kranke tut, werden eventuell noch nebenherlaufende kritische Gedanken kaum noch wirksam sein, sofern sie überhaupt vorhanden sind.

Auch hier ist für das „Da-Sein" des Wahns die Conditio sine qua non lediglich das Wahnbedürfnis und die damit verbundene Minderung des Kritikbedürfnisses, welche sich von Zeit zu Zeit geltend machen, u.U. situationsbedingt ausgelöst werden. Die im Sinne einer „Schaltung" (E. Kretschmer, 1947) dann einsetzende Sprachverwirrtheit hatte für sich allein (d.h. ohne das Wahnbedürfnis) einen zerstörerischen Einfluß nur auf die formalen Zusammenhänge, die logische Stimmigkeit des Gesagten, hatte aber nicht die Kraft zur Schöpfung eines – wenn auch noch so verworrenen, so doch durch die Tendenz zur Selbsterhöhung ein-

heitlichen — wahnhaften Meinens. Kommt die kreative Kraft des Wahnbedürfnisses hinzu, wirkt sich die formale Störung ungemein *begünstigend* auf die
Entstehung eines nun zwar sehr unkritischen, in der formalen Qualität minde-
ren, aber in ihrer emotionalen Ausdruckskraft sehr eindrücklichen Wahnfabel
aus. Die formale Störung ist folglich für das „So-Sein", aber nicht ohne weiteres
auch für das „Da-Sein" der Megalomanie von Bedeutung. Fragt man allerdings
nach der dynamischen Herkunft der formalen Störung, so wird man sie u.E.
an der gleichen Quelle seelischer Kräfte suchen müssen, die das Wechselverhält-
nis von Wahnbedürfnis und Minderung des Kritikbedürfnisses hervorbringen.
Näher erläutert werden unsere Vorstellungen darüber im Kapitel V.

Daß ein großer Teil unserer Kranken recht verworrene megalomane Bilder
bot, die sich durch ausgesprochene Kritiklosigkeit auszeichnen, ist sicherlich
überwiegend durch die jahrzehntelange Dauer ihrer chronischen schizophrenen
oder psychoorganischen Krankheiten bedingt. Wir denken hier an Wahnfabeln,
die bildlich ausgedrückt gewissermaßen mit einem „groben Pinselstrich" gemalt
sind, wie etwa bei Margarete F. (6), eine viele Jahre kranke Defektschizophrene,
die behauptete, daß sie vom Kaiser von China abstamme, weil in ihrem Mädchennamen Konchinsky die Silbe „chin" vorkommt. Wenn eine keineswegs ungebilde-
te, aber in mehr als 2 1/2 Jahrzehnten defekt gewordene Schizophrene von sich
berichtet, „ich bin Frau von Hindenburg, meine Ahnen waren Kaiser und Könige, mein Vater ist selbst Arzt", so zeigt sie, daß sie sich für vornehmer wähnt,
als sie ist, daß ihr aber jedes Gefühl für Rangordnungen verlorengegangen ist.
Dieser „Verlust der vertikalen Proportionen" findet sich bei den im Kapitel III,6
beschriebenen bruchstückhaften Größenwahnbildungen in der stärksten Ausprägung.

Die erörterte Auffassung vom die Megalomanie begünstigenden Einfluß der
Kritikschrankensenkung (und zwar nicht nur im Sinne des oben erwähnten Überwiegens des Wahnbedürfnisses über das Kritikbedürfnis, sondern auch in demjenigen des Abbaus der Werkzeuge der Kritik) paßt sich den Vorstellungen H. Eys
(1967) an, daß bei dem schizophrenen Strukturzerfall der durch die höher ent-
wickelten Strukturen gebundene primitive Egoismus freigesetzt wird und daß
das Bewußtseinsfeld die Ordnung darstellt, „die das bewußte Sein etabliert in
seiner Funktion des Realen gegen das Imaginäre des Wunsches". Daß hier in
ganz anderer, an den Vorstellungen Jacksons (1927) orientierter Sichtweise
eine Analogie besteht zu entwicklungsgeschichtlichen Betrachtungsweisen,
wie Freuds Autoerotismuslehre und die modernen Auffassungen über die Zusammenhänge von Megalomanie und narzißtischer Regression (Kohut, 1966;
Pohlen, 1969) — s. Kap. IV, 1 —, ist offenbar.

Wenn wir auch berücksichtigen, daß wir bei unseren Patienten chronischer
endogener und organischer Psychotiker keinen Anhalt dafür fanden, daß diese
sich stärker durch Kritiklosigkeit auszeichneten als andere Wahnkranke, weiterhin, daß ein Vergleich unserer chronifizierten Megalomaniefälle mit 12 anders-
artigen chronischen Wahnbildnern aus dem gleichen psychiatrischen Landes-

krankenhaus keinen signifikanten Unterschied hinsichtlich der für die Beurteilung der Kritikschranke beigezogenen Merkmale (s.S.65 f) erkennen läßt, bleibt
u.E. für die Megalomanie dennoch als wesentliches Kriterium, daß sie sozusagen
stärker auf die Begünstigung durch die Kritikschrankensenkung angewiesen ist.

Ungenügende Wirksamkeit der Kritikschranke und dadurch mögliche Begünstigung sowohl der Megalomanie als auch verwandter, dem Normalen näher-
stehender Phänomene kann verschiedene Ursachen haben. *Erfahrungsmangel*
spielt bei dem Buben eine Rolle, der sich schon als künftigen Weltraumfahrer
sieht. Aus mangelnder Lebenserfahrung kann er noch nicht beurteilen, ob er
die hierzu notwendigen psychophysischen Voraussetzungen besitzt. Der narzißtische Student, der vom Nobelpreis träumt, wird 10 Jahre später, wenn er
durch die Schwierigkeiten der Examina und des beruflichen Konkurrenzkamp-
fes seine Grenzen erfahren hat, nach bescheideneren Zielen streben. Solches
gehört zwar nicht in den Bereich des Wahns, hat aber verwandte Züge zu den
wahnähnlichen Konfabulationen des Gerhard Z. (42, S. 25), was den Gesichtspunkt des Erfahrungsmangels angeht, der ja keineswegs die geschilderten Phänomene gänzlich oder auch nur vorwiegend erklärt, trotzdem aber als begünstigend wirkender Umstand beteiligt ist. Die Konfabulationen des Gerhard Z. in
ihrer pseudowissenschaftlichen Form und in ihrem exzessiven Ausmaß sind
u.E. nur auf dem Boden des Bildungsmangels möglich.

Andere Ursachen einer niedrigen Kritikschranke können Mängel des intellektuellen und des mnestischen Vermögens sein. Dabei kann Minderbegabung
eine Rolle spielen. Akute Störungen, etwa des formalen Denkens, wie beispiels-
weise bei der oben erwähnten Erforderniszerfahrenheit (S. 61), oder aber de-
mentiver Abbau gehören ebenfalls hierher. Zum zuletzt genannten Begünstigungsmoment sei Karl W. (20, S. 45) als Beispiel genannt, der uns 18 Jahre
nach dem Ausbruch seiner progressiven Paralyse von seinem illusionären Millionenbesitz und seinen Warenhäusern erzählte.

Sofern die Störungen nicht in den die Kritik ermöglichenden Funktionen
selbst begründet sind, können starke Emotionen (etwa Angst, Wut oder akute
psychotische Erregung) das kritische Denken vorübergehend mehr oder minder
außer Kraft setzen. Wir denken an Dr. XY (48, S. 15 f), der während einer seiner
akuten Schübe hocherregt in das Zimmer des Klinikdirektors stürzte, um zu ver-
künden, daß er Gottes Sohn sei. Ferner können abnorme Dauerstimmungen, wie
Euphorie oder Depression, durch einseitige Auswahl der Apperzeptionen und
Assoziationen kritikbehindernd wirken. Es handelt sich dann um Synthymie,
wobei die Gestimmtheit, deren Ausdruck das Wahnthema ist, das Kritikbedürfnis zurückdrängt. Daß nicht nur Euphorie und Manie Größenwahn hervorbringen, was naheliegt und häufig vorkommt, sondern mitunter auch melancholische
Verstimmungen, zeigen seltenere Formen extremen nihilistischen Wahns. Unsere
an einer über mehr als 20 Jahre chronifizierten depressiven Alterspsychose lei-
dende 74jährige Patientin Katharina B. (1) jammerte, sie sei der „ewige Teufel",
sie müsse mit dem Herrgott streiten, komme ganz bestimmt in die Hölle, müsse
„alle Erdteile tragen".

Schließlich können *Antriebsstörungen* sich ähnlich auswirken. Pathologische Steigerungen des Antriebs lassen durch übermäßig beschleunigtes und sprunghaftes Denken das besonnene Urteil nicht ausreifen. Antriebsmangel kann dazu führen, daß von den Möglichkeiten der Kritik kein genügender Gebrauch gemacht wird. Die zuerst genannte Variante der Megalomaniebegünstigung zeigt die Patientin Heidi R. (52, S. 72, Diagnose: hebephrenes Bild mit läppischer, gehobener Stimmung und Drangzuständen bei Temporallappenepilepsie), die in maniformer Getriebenheit sich als Braut Hitlers und Kaiserin Soraya fühlte. Freilich kann man der Antriebssteigerung nur eine akzessorische, begünstigende Funktion zuschreiben, die läppisch gehobene Stimmung ist sicherlich ebenfalls an der Senkung der Kritikschranke beteiligt. Gerade bei solch extremer Realitätswidrigkeit, wie bei den zuletzt geschilderten Wahneinfällen, wird man sich aber bewußt bleiben müssen, daß der Kritikminderung zwar erhebliche, die Megalomanie begünstigende Bedeutung zukommt, daß sie aber das Phänomen allein nicht erklärt. Dafür, daß mangelnder Antrieb ebenso eine Bedeutung für die Herabsetzung der Kritikschranke haben kann, steht als Beispiel der oben erwähnte Paralytiker Karl W. (20), der in stumpfer, selbstzufriedener Behäbigkeit Tag für Tag vor sich hin starrte und nur auf Befragen die erwähnten Größenideen äußerte. Sicher kommt bei ihm der Euphorie eher Bedeutung als Begünstigungsmoment für die Größenideen als dem erwähnten Antriebsmangel zu. Daß die indolente, träge, stumpfe Wesensart ihn zusätzlich davon abhält, Selbstkritik aufkommen zu lassen, erscheint uns naheliegend.

Schließlich wirkt sich u.E. die *defiziente schizophrene Persönlichkeitsabwandlung* mit ihrer Einengung der Interessen und erstarrenden Einförmigkeit des Denkens und Fühlens auf das Kritik*bedürfnis* verringernd aus. Selbstkritik, die ja ein Infragestellen und die Bereitschaft zur Korrektur bereits gefällter Urteile und daraus resultierenden Verhaltens beinhaltet, ist mit dem Wesen psychischer Starre kaum in Einklang zu bringen. Wie Berner (1965) in Anlehnung an Strømgrens Ixophrenie und Ixoidie gezeigt hat, hat dies Bedeutung auch für Wahnbildungen ohne Defekt. Unser Fall Anna-Maria I. (30, S. 31f) zeigt allerdings, daß die Starre des Denkens allein zwar ein kämpferisches, übertrieben selbstbewußtes, sich in den Mittelpunkt stellendes und dabei einengendes Selbstbewußtsein bewirken kann, aber noch nicht ausreicht, um einen ausgesprochen unkritischen, sozusagen mit „grobem Pinselstrich" gemalten extremen Reichtumswahn zu fundieren. Die 72jährige Frau führte über 40 Jahre einen wahnhaft begründeten Kampf um eine ihr angeblich durch Behördenkomplotte vorenthaltene kleine Erbschaft. Während des 40jährigen Verlaufes wurde sie zuerst als Psychopathin angesehen, später wurde eine Paranoia diagnostiziert. Erst als sich im Alter daraus ein grob defektschizophrenes Bild mit formalen Denkstörungen entwickelte, wurde aus der bescheidenen Erbschaft ein Millionenvermögen. Erst unter schwereren defektuösen Veränderungen konnte sich also die prima vista unsinnige Megalomanie entwickeln. Der Hinweis auf Gaupps (1914) Fall Wagner zeigt freilich, daß Größenwahn auch bei differenzierten, außerhalb ihres Wahns kritischen Persönlichkeiten vorkommt. Wir gehen davon aus, daß das Wahnbedürfnis dieses Mannes ganz besonders stark ausgeprägt war. Der oben zitierte Fall der Maria I. zeigt u.E. deutlich, daß sich Größenwahn um so leichter entwickelt, je mehr die Werkzeuge der Kritik unwirksam werden, daß also Kritikschwäche bei der Megalomanie gegenüber anderen Wahnformen deutlicher als begünstigendes Moment in den Vordergrund tritt.

Wenn G. Huber und G. Gross (1977, S. 7) schreiben: „Dem Versuch, diese seelischen Ablaufgesetzlichkeiten mit Hilfe eines konstruktiven, auf dem Psychonomieprinzip basierenden Entwurfes i.S. einer restitutiven Tendenz zu interpretieren, sind enge Grenzen gesetzt", so ist ihm über weite Strecken zuzustimmen. Gänzlich folgen wir ihm aber nicht. Wir meinen, gerade das über die Kritikschrankensenkung Ausgeführte zeigt, daß Defizienz, auf der ja auch die Minderung des konsequenten Durchhaltens kritischer Prinzipien beruht, der konstruktiven Seite des Wahns, besonders der sich über Jahre erstreckenden Wahnwandlung i.S. der Leidentlastung (s. folgendes Kapitel) entgegenkommt.

Die von uns verwendeten acht Merkmale der Kritikschrankensenkung und deren Kombination bei unseren Kranken

Bei 48 Fällen (Gesamtkollektiv derjenigen Fälle, bei denen eine ausreichende eigene Exploration möglich war und die zur Untersuchungszeit – nicht nur anamnestisch – noch megaloman waren) untersuchten wir acht Merkmale, die zu dem in diesem Kapitel besprochenen Thema der Kritikschrankensenkung Bezug hatten:

Merkmal I:
    1. Megalomanie vorhanden (Zusammenfassung von 5 hier nicht relevanten Ausprägungskombinationen)
    2. keine Megalomanie

Merkmal II: *Formaler Gedankengang*
    1. geordnet
    2. unscharf, verworren, zerfahren, ideenflüchtig
    3. bei Megalomanieerwähnung wird der sonst geordnete Gedankengang i.S. von 2. gestört
    4. organische Weitschweifigkeit, Perseveration
    5. sehr kurze Gedanken
    6. latente Denkstörungen
    7. nicht beurteilbar

Merkmal III: *Antrieb*
    1. deutlich gesteigert
    2. gesteigert bei Erwähnung der Megalomanie, sonst Mittellage
    3. Mittellage mit und ohne Erwähnung der Megalomanie
    4. Minderung, auch bei Megalomanieerwähnung

5. Minderung nur bei Megalomanieerwähnung
6. rascher Wechsel

Merkmal IV: *Rededrang*
1. mit allgemeiner Antriebssteigerung
2. isolierter Rededrang
3. isolierter Rededrang nur bei Megalomanieerwähnung
4. entfällt

Merkmal V: *Grundstimmung*
1. gehoben
2. gespannt, gereizt (auch hohe Angstspannung)
3. traurig, ängstlich, gequält, klagsam
4. gefühlskalt, uneinfühlbar
5. indolent, apathisch
6. ausgeglichen
7. wechselnd
8. keine Bestimmung

Merkmal VI: *Stimmung bei Megalomanieerwähnung*
gleiche Ausprägungsgrade wie bei Merkmal V

Merkmal VII: *ursprüngliche Intelligenz*
1. ausgesprochen gut
2. breite Mittellage
3. deutlich minderbegabt

Merkmal VIII: *Abbau bzw. Defizienz*
1. starker intellektueller Abbau (Demenz)
2. mäßiger Abbau
3. defektuöse Abwandlung ohne Abbau
4. nicht zutreffend
5. nicht zu entscheiden

Bei den 48 Fällen lagen folgende Kombinationen unserer als für die Senkung der Kritikschranke wesentlich gehaltenen Merkmale vor:

1. Formale Denkstörung (II) + Antriebsstörung (III) + Rededrang (IV) + Stimmungsanomalie (V/VI) + Abbau/Defizienz (VIII)   2

2. Formale Denkstörung (II) + Antriebsstörung (III) + Rededrang (IV) + Defizienz (VIII)   1

3. Denkstörung (II) + Antriebsstörung (III) + Minderbegabung (VII) + Abbau/Defizienz (VIII)   1

4. Denkstörung (II) + Rededrang (IV) + Defizienz (VIII)   7

5. Denkstörung (II) + Stimmungsanomalie (V/VI) + Defizienz (VIII)   2

6. Denkstörung (II) + Minderbegabung (VII) + Defizienz (VIII)   3

7. Denkstörung (II) + Defizienz (VIII)   11

8. Antriebsstörung (III) + Rededrang (IV) + Stimmungsanomalie (V/VI)   1

9. Antriebsstörung (III) + Rededrang (IV) + Stimmungsanomalie (V/VI) + Defizienz (VIII)   1

10. Antriebsstörung (III) + Rededrang (IV) + Defizienz (VIII)   1

11. Rededrang (IV) + Stimmungsanomalie (V/VI)   1

12. Rededrang (IV) + Stimmungsanomalie (V/VI) + Defizienz (VIII)   1

13. Stimmungsanomalie (V/VI) + Minderbegabung (VII)   1

14. Stimmungsanomalie (V/VI) + Defizienz (VIII)   2

15. Minderbegabung (VII) + Defizienz (VIII)   5

16. nur Defizienz (VIII)   8

                                                    48

V. Die Leidentlastungstendenz

Die Neigung, sich für reales Unglück durch ein erträumtes Glück in der Phantasie zu entschädigen, ist allgemeinmenschlich. Bei unterschiedlicher individueller Ausprägung gibt es wohl niemanden, der nicht irgendwann in dieser Weise reagiert hat. Inwieweit durch das Ausweichen in die irreale Wunscherfüllung tatsächlich eine Entschädigung erreicht wird, ist schwer zu bestimmen, es hängt von den Besonderheiten des Einzelfalles, nicht zuletzt von der Persönlichkeitsartung ab. Daß der Ersatz fast immer unvollständig ist, trifft wohl ebenso zu, wie daß ein gewisser Effekt der Leidverminderung tatsächlich zustande kommt, bzw. eine weitere Verstärkung des Leiderlebens verhindert oder wenigstens hintangehalten wird. Wird dem Tagträumer die Möglichkeit zur Realitätsflucht mit dem Hinweis auf die unglückliche Wirklichkeit verleidet, dann spürt er sein Unglück wieder stärker. Zur kompensatorischen Reaktionsweise gehört, daß das Thema des Leidens nicht immer genau beibehalten und sozusagen mit umgekehrtem, also glückhaftem Vorzeichen versehen wird, sondern daß eine thematische Verschiebung sehr wohl möglich ist. Der in seinem Liebeswerben erfolglose junge Mann träumt von einer Heldenrolle, die dem ihn verschmähenden Mädchen nachträglich die Augen über seine Vorzüge öffnet, der schlechte Schüler sieht sich bereits als Praktiker des Lebenserfolges, der auf seine einstigen mit ihm unzufriedenen Lehrer herabsieht. Die phantasierte Kompensation bezieht sich normalerweise auf die Zukunft, ist also auf ein Ziel gerichtet. Der momentane leidentlastende Effekt hängt u.a. davon ab, wieweit das in der Zukunft Erträumte vorweggenommen wird, so „als ob" es schon erreicht wäre. In dem Maße, wie die Vorwegnahme der Zukunft überwiegt, läßt die auf spätere Realisation gerichtete Anspannung des Willens nach. Soweit, wie der durch die Antizipation erreichte momentane Lustgewinn (bzw. die Leidentlastung) zunimmt, nimmt die auf ein zukünftiges Ziel hinwirkende Tatkraft ab. Umgekehrt fehlt die vorweggenommene Befriedigung gerade in jenen Fällen, bei denen Mißerfolg und Demütigung aus eben jenem Grund als Stachel einer ausdauernden und zielstrebigen Anspannung des Willens dienen, was dann später einmal zu dem Erfolgserlebnis in der Realität führt, wodurch das einstige Unglück kompensiert wird.

Der von der natürlichen Erfahrung nahegelegte Schluß, daß die Wurzeln der Megalomanie in dem Bedürfnis liegen, Demütigungen, Schande und Mißerfolg sowie Schuld im autistischen Raum zu kompensieren, ist früh gesehen und von vielen Psychiatern vertreten, freilich von anderen auch bestritten worden. Nach Kraepelin (1915) „. . . erzeugt eine sehr langanhaltende, schwere gemütliche Belastung jedenfalls an sich schon die Neigung, sich gewissermaßen aus der unerbittlichen Realität in eine Welt freundlicher Einbildung zu flüchten, ein Vorgang, der allerdings wohl schon eine gewisse Schwächung der seelischen Widerstandsfähigkeit bedeutet. Da es sich hier um einen fortschreitenden Krankheitszustand handelt, dürfte es begreiflich sein, daß die Größenideen in der Regel erst dann hervorzutreten pflegen, wenn der Kranke im hoffnungslosen Kampf gegen die feindlichen Mächte müde geworden ist". Hier wird deutlich, daß trotz aller verstehenden Nachvollziehbarkeit doch noch etwas hinzukommen muß, das hier als „Schwächung der seelischen Widerstandskraft" bezeichnet wird, damit der Kranke sich mit der Illusion zufrieden gibt, und über die Realität hinwegsieht. Wir sind in den Kapiteln IV, 1 und 3 näher darauf eingegangen. E. Bleuler hat in seinen Autismusarbeiten (s.S. 38 f) unter Anwendung des Freudschen Konzeptes gezeigt, daß die Regression in einen frühen, autoerotischen Zustand und das damit verwandte autistische Denken die Voraussetzungen im Seelenleben schaffen, um die frustrierende Realität illusionär zu kompensieren. Das Verständnis der Megalomanie als Kompensation, das bereits Magnan in der französischen Psychiatrie vertreten hat (zit. nach H. Ey, 1954) und das A. Adler (1912) in der Neurosenpsychiatrie zur Geltung brachte, wurde von Gaupp (1914) anläßlich seiner Darstellung der Paranoia des Massenmörders Wagner eindrücklich dokumentiert und auch in seiner Begrenzung gezeigt. Nach all den Leiden, die der Verfolgungswahn Wagner bereitet habe, sei als Kontrast in ihm der Gedanke lebendig geworden, er müsse ein außerordentlicher, seine Zeit überragender Mensch sein. Dieser Kranke legt selbst in dem von ihm in der Anstalt verfaßten Drama „Ludwig II." dem Psychiater von Gudden sein eigenes Erleben in den Mund: „Das Gefühl der Ohnmacht gebiert die starken Worte, die kühnen Angriffsfanfaren schmettern aus dem Horn, das Verfolgungswahn heißt". Gaupp schränkt die Selbstbetrachtung des Paranoikers dahingehend ein, daß außer der psychologischen Konsequenz des Minderwertigkeitsgefühls noch andere, charakterogene Umstände bei der Megalomanieentstehung von Bedeutung seien. Dieser Autor sah hier sicher Richtiges, was auf die modernen Theorien vom narzißtischen Charakter weist, welcher dazu neigt, seine besondere Kränkbarkeit durch megalomane Reaktionen zu kompensieren. Bei Wagner ist außerdem die sthenische Persönlichkeit von Bedeutung, die die mit Energie und Beharrlichkeit jahrelang vorbereitete Schreckenstat erst ermöglichte.

E. Kahn (1929) faßt den Größenwahn in finaler Sicht als eine überkompensierende Selbstwerterhöhung, eine Bestätigung des Eigenwertgefühls auf. Die fehlende Selbstbestätigung durch die Gemeinschaft sei der Bildung von Größen-ideen förderlich. Ähnlich ist auch J. Langes (1927) Meinung hierzu.

Daß kompensatorische megalomane Wünsche unter einer leicht zu beseiti-genden Verdrängung auch im gesunden Seelenleben eine Rolle spielen, zeigt die eindrückliche Selbsterfahrung Federns (1943). Dieser befand sich nach seiner Emigration in die USA in einer in sozialer und auch sonstiger Hinsicht recht bedrängten Lage. Damals träumte er in einer Kurznarkose, daß er als cäsarenhafte Persönlichkeit über Länder von der Größe Chinas militärisch herrschte und in einer Provinz nach der anderen die Ordnung herstellte. „Nie im Leben habe ich solche Freude oder Befriedigung über meine Persönlichkeit und über meine Arbeit verspürt".

Die Auffassung, daß Größenwahn kompensatorisch zu verstehen sei, ist nicht unkritisiert geblieben. Von der Sache selbst her bietet sich an, daß der Lust-Unlust-Ausgleich, soweit er überhaupt wirksam wird, meist sehr unvoll-ständig ist. E. Bleuler (1912) schreibt: „Aber auch die Erfüllung des Größen-wahns macht nicht glücklich, so wie im Leben das Erreichen hoher Ziele meist auch nicht glücklich macht." Andere Autoren stellen darüber hinaus die kom-pensatorische Eigenschaft des Größenwahns, also seinen Charakter als Abwehr oder Selbstheilungsmechanismus, in Frage. L. Binswanger (1946/47) meint, der Wahn ganz allgemein und damit auch die Megalomanie sei „weit entfernt davon, Ausdruck einer Heilungstendenz zu sein, wie die Psychoanalytiker und viele Psychiater glauben", und Zutt (1929) erläutert seine ablehnende Haltung an dem Vergleich: „Der Tremor einer echten Schüttellähmung ist auch keine Kom-pensation für verlorengegangene Beweglichkeit". Kisker (1960) ist weitgehend zuzustimmen: „Ein Fragen nach Freiheit, Gewissen und Begegnenkönnen ist hier ebenso geboten wie die Abweisung jener Pauschalkonstruktion, der Wahn stelle entweder eine kaschierte Wunscherfüllung oder eine mißglückte Selbst-bestrafung dar".

Freilich sollte man auch nicht der Versuchung verfallen, den ersteren Ge-sichtspunkt einseitig so zu verstehen, daß schließlich in fast jedem Wahn nur noch das verzweifelte Bemühen gesehen wird, eine gestörte Begegnungsmög-lichkeit auf pathologischem Wege schließlich doch noch herzustellen. Man kann im Größenwahn nämlich u.a. auch die Konsequenz einer Resignation darüber sehen, daß solches Bemühen gescheitert ist, und das isolierte Indivi-duum sich nun aus der Mitmenschlichkeit der allen gemeinsamen Welt in den autistischen Binnenraum zurückzieht. In der Illusion erhebt es sich dann über die Menschen, zu denen es in der Realität keinen Kontakt finden konnte. Bei dieser unserer Bemerkung zu dem Begegnungsgesichtspunkt ist nun allerdings – gewissermaßen unbeabsichtigt – der Kompensationsaspekt wieder sichtbar geworden. Dessenungeachtet ist aber Kisker (1960) weitgehend zuzustimmen, wenn er betont: „Schizophrene Dauerverfassungen sind nicht, wie in manchen psychodynamischen Untersuchungen üblich, als Abwehrmechanismen gegen inakzeptable Triebimpulse zu deuten, sondern weiträumiger; der chronische

Kranke steht infolge seiner besonderen Spannungslage in der Notwendigkeit, Verhaltens- und Erlebnisweisen aufrechtzuerhalten, die als solche der Spannungserleichterung dienen". Letztlich läuft u.E. freilich auch diese Betrachtungsweise darauf hinaus, daß die Vermeidung von Unlust zugunsten von Lust angestrebt wird, also eine Leidentlastungstendenz besteht.

Die Auffassung einer auf energetische Entspannung zielenden Tendenz ist seit Freud wiederholt zur dynamischen Erhellung des gesamten psychotischen Geschehens unterlegt worden. Interessanterweise hat Freud (1914) nicht den Größenwahn, sondern die übrige paraphrene Symptomatik in dieser Weise interpretiert. „Vielleicht wird erst nach seinem (d. Größenwahn, Verf.) Versagen die Libidostauung im Ich pathogen und regt den Heilungsprozeß an, der uns als Krankheit imponiert" (gemeint sind Hypochondrie und psychotische Symptome, Verf.). Freilich ist diese Reihenfolge nicht die Regel, klinisch ist die Megalomanie eher häufiger eine Folge und nicht Vorläufer anderer Wahnformen. Klaesi spricht von „Selbstheilungstendenzen", M. Müller (1930) von „Selbstheilungsmechanismen", was sich auf die Symptomgestaltung ganz allgemein, nicht nur auf die Megalomanie bezieht. Wenn wir von „Leidentlastungstendenz" sprechen, dann liegt die Betonung auf dem letzteren Wort. *Es beinhaltet nämlich keineswegs, daß die Megalomanie tatsächlich eine Aufhebung des Leidenszustandes bringt, sondern lediglich, daß sie dies anstrebt.* Teilweise freilich wird dieses Ziel gar nicht selten erreicht, sei es nun als Leidverminderung, sei es als Verhinderung einer weiteren Erhöhung des Leidensdruckes. Der von Freud (1920) auf das Lustprinzip angewandte Satz von Fechner hat hier Gültigkeit, „. . . *daß die Tendenz zum Ziele noch nicht die Erreichung des Zieles bedeutet und das Ziel überhaupt immer nur approximativ erreichbar ist".* Darüber hinaus ist zu betonen, daß der megalomane Inhalt natürlich nur der *Ausdruck* des Leidentlastungsstrebens, nicht es selbst ist. Die Existenz des Leidentlastungsstrebens ist nicht an die klinische Manifestation des megalomanen Ausdruckes gebunden, ganz so wie ein Ding vorhanden ist, gleichgültig, ob das Wort, welches es bezeichnet, ausgesprochen oder verschwiegen wird, m.a.W.: Fehlen von Größenwahn heißt nicht, daß keine Leidentlastungstendenz vorhanden ist. Wir meinen vielmehr, daß diese sich bei anderen Wahn- und Krankheitsformen anderer Mittel bedient, was aber hier nicht zur Erörterung steht. Soweit die Megalomanie als Leidentlastungstendenz verstanden werden kann, ist sie auch Abwehr, etwa in der Form der „Verleugnung" oder der „Verkehrung ins Gegenteil" (A. Freud, 1946). In Binswangers Falldarstellung „Jürg Zünd" (1946/47) wird gezeigt, daß übergroße Angst durch verstiegene Idealbildung abgewehrt werden kann. Auch Winkler (1957) hat in seinem Konzept einer „dynamischen Phänomenologie der Schizophrenie" die „Ich-Mythisierung" als besondere Form der Abwehr beschrieben. Die Leidentlastungstendenz zeigt sich allerdings nicht nur in einer langsamen Wandlung des Selbsterlebens vom Beeinträchtigten oder Erniedrigten zum Mächtigen und Erhöhten. Die Megalomanie kann nämlich schon am Anfang der Psychose stehen, oft handelt es sich um plötzlich ausbrechende expansive Formen mit Euphorie und Antriebssteigerung. Hier *kann* der Terminus „Leidentlastung" in erweiterter Form auch sinnvoll sein, wenn es sich um die rasche Entspannung eines zuvor unlustvollen Zustandes gehandelt hat. Dies ist aber keineswegs immer der Fall, oft ist der Größenwahn synthymer Ausdruck einer gehobenen Stimmung. Diese kann rein organisch bedingt sein; es scheint uns abwegig, hier in allen Fällen die Kompensation einer Unluststimmung sehen zu wollen, wie es etwa bei der von Blankenburg (1958) beschriebenen „Belastungsmanie" zutrifft. Eine solche Verlaufsform primär auftretenden Größenwahns sehen wir etwa bei dem Paralytiker Karl W. (20), über dessen Krankengeschichte wir oben (S. 45) berichtet haben. Sein Größenwahn erklärt sich u.a. als synthymer Ausdruck einer Euphorie infolge des hirnorganischen Prozesses, wobei die Kritikschwäche infolge des intellektuellen Abbaus begünstigend wirkte. Eine Leidentlastungstendenz können wir hier nicht erkennen, da nichts darauf hinweist, daß W. einem stärkeren subjektiven Leiden ausgesetzt war.

In ähnlicher Weise Ausdruck einer Synthymie ist eine Affekpsychose, die durch ein in der Pubertät erstmals aufgetretenes Anfallsleiden körperlich begründbar ist. Die kritikschrankensenkende Funktion der hier fehlenden Demenz übernimmt diesmal eine läppische Komponente, die der gehobenen Stimmungslage eine schizophreniform anmutende Färbung gibt. Wir haben auf den Fall der Heidi R. (52) in unseren Ausführungen über die Kritikschrankensenkung (s. Kap. IV, S. 64) bereits hingewiesen.

Das Leiden der 28jährigen Patientin verläuft zuerst in Phasen, die später einem in der Intensität der gehobenen Stimmung leicht schwankenden Dauerzustand weichen. 16jährig treten erstmals die später in größeren Abständen sich wiederholenden (wahrscheinlich genuinen) Krampfanfälle auf, bald darauf kam es zu einer depressiven Phase mit hypochondrisch-nihilistischen Vorstellungen, daß ihre Haare verfaulen, ihre Nägel nicht wüchsen, sie einen schlechten Geschmack im Munde habe und bald sterben müsse. Ca. 1 Jahr später kam es zu einem läppisch-fröhlichen Erregungszustand, in dem sie behauptete, sie sei die Kaiserin Soraya, ihr Onkel sei mit dem Papst in einem Auto gefahren. Sie wurde in der nächsten Phase ein Jahr später in einer auswärtigen psychiatrischen Universitätsklinik als läppisch-distanzlos mit überschäumenden Affekten, sprudelnd und zerfahren daherredend geschildert. Sie verliebte sich stets von neuem in irgendwelche Ärzte und behauptete, das vor dem 1. Weltkrieg gesunkene Schiff „Titanic" gesehen zu haben. In den folgenden 12 Jahren war sie insgesamt 48 Monate in zwei Universitätskliniken und drei Psychiatrischen Landeskrankenhäusern behandelt worden. In der Zwischenzeit trieb sie sich unstet umher, arbeitete selten und stets nur kurz, wobei sie immer mehr verwahrloste, schließlich prostituierte sie sich. Zu den sprunghaften Größenideen, die sie bevorzugte, gehörte, daß sie die Frau Adolf Hitlers werde, mit ihm einen Massenmord in Deutschland veranstalten und die Welt regieren werde. Als wir sahen, hatte sie sich auch in einer Weise gekleidet, die an die Tracht der einstigen BDM-Mädchen erinnerte. Ein anderesmal sagte sie, sie sei Christus, „das Haupt voll Blut und Wunden", sie sei schon immer auf der Welt gewesen, habe ein ewiges Leben und werde in Zukunft immer wiederkommen.

Nicht jeden primär oder relativ früh auftretenden Größenwahn wird man, wie bei den beiden letzten Fällen, als vorwiegend synthym (unterstützt durch eine aus unterschiedlichen Gründen gesenkte Kritikschranke) auffassen dürfen. Bei Dr. Peter XY (48, s.S. 15 f) ist der metaphysische Größenwahn nicht synthym, sondern katathym geprägt, wobei dem Komplex der psychotisch verarbeiteten übermächtigen Vaterfigur neben narzißtisch regressiven Tendenzen eine große Bedeutung beikommt. Von einer Leidentlastung im Sinne einer langsamen Entwicklungsform kann man hier zwar nicht sprechen, wohl aber von einer – im Vergleich zur vorwiegenden Synthymie – raschen Entspannung eines katathym bedingten Spannungszustandes, was ja, wenn nicht zur Lust, so doch zu einer Unlustvermeidung führt. Bei allen diesen Fällen, bei denen die Senkung der Kritikschranke irgendwie mitbeteiligt (als Herabsetzung der Kritikfähigkeit oder Minderung des Kritikbedürfnisses durch Euphorie und Antriebssteigerung oder eine starke, alle Bedenken wegschiebende Tendenz zur Unlustentspannung), wesentliche Bedingung des Größenwahns ist, trägt die Vorstellung H. Eys (1954) weiter, daß bei der Desintegration der Psychose die primitiven Strebungen frei werden. Letztere sind freilich in hohem Maße egozentrischer Natur. Dies ist natürlich auch eine Art Leidentlastung, aber es scheint uns hier sprachlich zutreffender zu sein, von der Beseitigung von Unlust zu sprechen und das Wort ‚Leid' für die lange Zeitstrecken anhaltenden quälenden Zustände des Erlebens von Beeinträchtigung, Schuld und Erniedrigung vorzubehalten. Zudem muß man einschränken, daß bei dem zu Beginn der Krankheit auftretenden Größenwahn doch nur bei den subjektiv unangenehm erlebten Spannungszuständen von Unlust gesprochen werden kann, wie etwa bei Dr. Peter XY (48). Dort wo die Euphorie offensichtlich organisch bedingt ist, wie bei dem Paralytiker Karl W. (20), oder bei einem von uns beobachteten megalomanen Zerebralsklerotiker (Georg G. – 28 –) und bei der oben erwähnten Epileptikerin Heidi R. (52) – bei der vielleicht eine endogene, also ebenfalls sinnfremde Komponente beteiligt ist – scheint uns die Leidentlastungstendenz nicht wichtigste und unabdingbare Causa zu sein. Die Synthymie, also die Ableitbarkeit des Größenwahns aus der gehobenen Stimmungslage heraus, ist u.E. hier wichtiger. Allerdings muß man bedenken, daß Größenwahn nicht immer aus Euphorie entsteht, er kann auch aus dem Gefühl von Demut und Erniedrigung emporwachsen. Damit Megalomanie entsteht, muß noch etwas zur Euphorie hinzukommen. Dies kann sowohl die Regression im oben geschilderten Sinne H. Eys oder die der Narzißmustheorien sein, als auch ein Bedürfnis nach der Entlastung von einem vielleicht ganz durchschnittlichen Lebensleid, wie es kaum einem Menschen erspart bleibt. Begünstigend wirkt dann häufig die mit der organischen oder endogenen Hochstimmung verbundene Kritikschwäche.

Aus unseren Ausführungen ergeben sich zwei verschiedene Formen des Größenwahns, die zwar u.U. ineinander übergehen können, die sich aber idealtypisch durch ihre Entstehungsweise unterscheiden. Im ersten Fall, den wir *Durchbruchstyp* nennen, wirken die dem vitalen Grund noch sehr nahestehenden Kräfte von Antrieb, Triebhaftigkeit und Emotionalität gewissermaßen in statu nascendi auf das aktuelle Befinden und Verhalten ein, ohne – oder nur in geringem Maße – zuvor von den Wünschen und Tendenzen der Lebensgeschichte in deren Dienst gestellt worden zu sein. Letzteres kann freilich sekundär hinzukom-

74

men und schließlich bei längeren Verläufen, wenn das anfängliche Movens erlahmt, den Zustand allein unterhalten. Eine besondere Stärke dieser primär wirksamen Kräfte muß dabei nicht unbedingt vorliegen, ihr unbeeinflußtes Durchschlagen kann auch durch die Insuffizienz der Kritikschranke möglich werden. Würde man die Größenideen der akuten zyklothymen Manien mitberücksichtigen wollen, wären sie auch dem Durchbruchstyp zuzuordnen. Aus den auf S. 11 erörterten Gründen haben wir die manischen Größenvorstellungen nicht einbezogen. Wenn es sich nicht um Mischpsychosen handelt, findet man in der Regel doch wohl nur flüchtige Selbstüberschätzungen, welche nicht die in die Persönlichkeit eindringende qualitative Erlebnisabwandlung des Wahns erfüllen. Außerdem fehlt ihnen in ihrer spielerischen, sich ständig wandelnden Flüchtigkeit auch jenes Mindestmaß einige Zeit anhaltender Fixierung, die zum Wahn gehört. Während über den synthymen Wahn der Depressiven (etwa aus dem Schuldthema) ein Gespräch möglich ist, in dem der Kranke an seinen Vorstellungen festhält, wird der Maniacus seine Größenideen, wenn sie kritisiert werden, meist gar nicht fixieren, sondern rasch auf andere Themen abschweifen. Diese drücken dann zwar auch Selbstüberschätzung aus, der Kranke behauptet aber in der Regel von sich rasch irgendeine andere Großartigkeit. Diese Überlegungen haben uns davon abgehalten, die flüchtigen synthymen Größeneinfälle der Manischen in unsere Untersuchung einzubeziehen. Megalomane Ideen bei schizaffinen Affektpsychosen sind hingegen ohne weiteres dem Durchbruchstyp zuzurechnen.

Bei der anderen Form des Größenwahns, die wir *Wandlungstyp* heißen, erhält die Dynamik ihre Richtung im Fluß der Erlebnisse, die sich mnestisch niederschlagen, die Persönlichkeit prägen und ihr Selbst- und Weltverhältnis wandeln, sich also auf die Struktur auswirken.

Den *Wandlungstypus*, über dessen Dynamik der Leidentlastung das Wesentliche oben berichtet wurde, möchten wir an dem Beispiel des 52jährigen Alfred H. (57)[1] erläutern, der im Laufe einer Jahrzehnte während Wahnwandlung von der qualvollen Vorstellung, verfolgt und von allen verachtet zu werden, hinweg zu der Überzeugung gelangte, Gott zu sein.

Der Bauernsohn aus dem Sudetenland war ein guter Volksschüler, später, im Krieg, brachte er es bis zum Feldwebel. Seine beiden Eltern und eine seiner zwei Schwestern sind auf der Flucht umgekommen. Über seine Jugend und die präpsychotische Persönlichkeit ist nichts Wesentliches bekannt, außer daß er nie eine engere Frauenbekanntschaft hatte. 1945-1950 war er in Frankfurt a.M. Briefträger. Er blieb dort isoliert und fühlte sich als Flüchtling zurückgesetzt. In dieser Zeit sprach ihn wiederholt ein älterer Homosexueller an und nur ein einziges Mal sei er in dessen Wohnung mitgegangen, wo es zu mutueller Onanie gegen Bezahlung gekommen sei. Als H. bald darauf eine Wiederholung ablehnte, hatte dies zur Folge, daß der Partner ihn auf der Straße wüst beschimpfte, wenn er seinen Briefträgerdienst verrichtete. Angeblich soll bald die ganze „Postkundschaft" um seine einmalige Entgleisung gewußt haben. 1950 kündigte er seine Stelle, weil er „mit den Nerven herunter" war. An verschiedenen Orten arbeitete er dann in der Landwirtschaft, blieb aber nirgends lange, weil er sich als Flüchtling beeinträchtigt fühlte. Als er sich in Bad Liebenzell

---

[1] schizophrener Residualzustand

als Bauernknecht verdingt hatte, bemerkte er bald, daß Hörspiele im Rundfunk Anspielungen auf seine Persönlichkeit machten, was, wie er meinte, seit langer Zeit vorbereitet worden war. Er schrieb an den Rundfunk, erstattete eine Anzeige und floh nach Mannheim, wo er auf dem Bau arbeitete. Dort hörte er bald vom Morgen bis zum Abend eine Stimme, die ihn beschimpfte und schmähte: „Jetzt kniet er schon, jetzt liegt er schon". Am Ende jeden Satzes habe er das Wort „schwul" gehört. Er faßte dies alles in etwas unklarer Weise als Verfolgung durch politische Gruppen auf, die die Massenmedien mißbrauchten, um auf seine, des armen Arbeiters und Flüchtlings Kosten schmutzige Geschäfte zu machen.

1961, nach mehr als 10jähriger „Verfolgung", war er so verzweifelt, daß er einen Selbstmordversuch durch Schnitte in den Hals und an den Handgelenken machte. So kam er 1961 erstmals in das Psychiatrische Landeskrankenhaus, in dem er seither 17mal aufgenommen wurde, meist nur einige Wochen blieb, in der Zwischenzeit als Parkwächter unbeanstandet arbeitete und als etwas sonderbarer Einzelgänger teils in einem eigenen Zimmer, teils in Männerwohnheimen lebte. Zu den ersten Anstaltsaufenthalten kam es meist durch Erregungszustände im Zusammenhang mit seinem Verfolgungswahn und den ihn beschimpfenden Halluzinationen, die sexuell abwertende Worte, wie etwa „Arschficker", sagten. Die Intensität der psychotischen Produktionen war Schwankungen unterworfen, oft kam er, wenn die Bedrängnis zu schlimm wurde, von selbst, d.h. auf Befehl seiner Stimmen, in das Psychiatrische Landeskrankenhaus. Unangenehme Erlebnisse, von seinen Verfolgern beeinflußt und gezwungen zu werden, z.B. tagelang gegen seinen Willen im Bett zu bleiben, spielten eine wesentliche Rolle. Bei den Aufnahmen wird er als ängstlich und gespannt, sehr gequält und suizidal geschildert.

Beim sechsten Aufenthalt vom April 1964 bis Februar 1965 trat eine Wandlung seines Verhaltens und Befindens ein. Zunächst war er tagelang mutistisch, dann geriet er in ein schimpfendes Verhalten, das überheblich anmutete: Es sei eine Schande, wie man mit ihm umgehe. Ein „Sünder" (nämlich ein anderer Patient) sei beauftragt, ihn zu beobachten. Die mürrische Gereiztheit schlug bald darauf in ein läppisches Bild um, in dem er von als angenehm erlebten „Engelsstimmen" berichtete, die sein gesamtes Verhalten bestimmten, ihm alles sagten, was er tun und lassen solle. Er habe nichts ohne seine „Führung" unternehmen können, die ihm z.B. die Rolle eines fügsamen Patienten auferlegte. Dank solcher Eingebungen sei er auch fähig, jedermann seine Zukunft auf Anhieb vorauszusagen. Aus seinen Aufzeichnungen war bald zu entnehmen, daß er mit „Führung" Gott meinte. Diese besondere Deutung setzte sich aber in der ersten Zeit nur gelegentlich durch. Er sprach auch von einem Radargerät auf dem Königstuhl, das die „Führung" bewerkstellige. Während der darauffolgenden drei Anstaltsaufenthalte bis Ende 1967 änderte sich wenig. Führendes Symptom war die wahnhafte Überzeugung, von einer höheren Macht geführt zu werden, die oft, aber nicht immer, religiös (Gott), bisweilen auch technisch (Radarapparat) oder politisch (die Stimme Amerikas) aufgefaßt wurde. Später wandelte sich der Wahn von der Gewißheit, übermächtig geführt zu sein, immer mehr zur Omnipotenz. 1967 fühlte sich der Mann, dessen Verhalten „durch göttliche Eingebungen geleitet" wurde, mit der „Weltregierung" verbunden. 1969 verhieß ihm eine Stimme die höchste denkbare Machtfülle: „Du bist Gott Vater". Auf alle unsere Fragen, ob er wirklich die erste Person Gottes sei, antwortete er freilich jedesmal sich bescheidend, aber auch ein wenig ärgerlich die weitere Diskussion abschneidend, er sei „ein Mensch", womit wohl so etwas wie der „Menschensohn" gemeint war. Wir faßten dies als pathisches Erleben im Sinne unserer obigen Ausführungen (s. Kap. IV, 2) auf. Mit dem Einsatz seines Körpers, so erzählte er uns, müsse er die Aufgaben des Himmels erfüllen. Sein Himmel glich einem sozialen Paradies. Es gab dort keine Allgemeine Ortskrankenkasse, weil der geringste Arbeiter so viel verdiene, um alle seine Krankenhauskosten als Privatpatient selbst zu bezahlen. Alle Himmelsbewohner leben in Häusern, die ihm, Gott Vater, also dem Patienten, gehören. „Ich werde die ganze Nacht angebetet."

In dieser Zeit war er zwischen den Anstaltsaufenthalten immer noch eine geschätzte Hilfskraft im Parkhaus der nahen Großstadt. Erst 1971 kam es dann mit kurzen Unterbrechungen zur Dauerinternierung, in die er sich nach anfänglichem Sträuben fügte. Als er hörte, daß das Sozialamt die Habseligkeiten seines möblierten Zimmers verkauft habe, reagierte er gelassen, er werde die Schuldigen „von höherer Ebene bestrafen, sie verdammen, daß sie in

Ewigkeit keine Ruhe finden, ihre Kinder in tausend Stücke zerfetzen". Alfred H. lebt seither in einem offenen Haus, kann beliebig Ausgang in die Stadt nehmen, wovon er aber nur sehr mäßig Gebrauch macht. Gegenüber seinen Mitpatienten ist er distanziert, kontaktarm, bereitet aber keine stärkeren Schwierigkeiten im Zusammenleben. Wenn er nicht gerade in der Bäckerei hilft, geht er meist — mit seinen großen Gedanken beschäftigt — im Park der Anstalt spazieren. Wir trafen ihn häufig dabei an und hatten jedesmal den Eindruck eines mit sich selbst zufriedenen und seines hohen Ranges bewußten Menschen, der *sicher nicht leidet.* Er gibt sich mit einer zurückhaltenden Würde, die dem hohen Selbstwertgefühl zu entsprechen scheint, wirkt etwas steif, eine Spur maniert, aber nicht grob auffallend oder lächerlich. Die Persönlichkeit ist zwar starr, aber sonst gut erhalten. Obgleich eine dynamische Insuffizienz sicherlich vorhanden ist, widerstrebt es, diesen Residualzustand mit dem Wort „Defekt" zu belegen.

Wir meinen, daß diese Krankengeschichte deutlich macht, was wir unter „Leidentlastungstendenz" verstehen, die wir in diesem Falle als erfolgreich ansehen. Berücksichtigt man die in der ersten Zeit der Krankengeschichte dominierenden selbstwertmindernden Halluzinationen und Wahnerlebnisse, die H. zur ständigen Flucht von Ort zu Ort und zum Selbstmordversuch trieben, so erhellt dies die leidentlastende Funktion des Wahnwandels von der vermeintlichen Beeinträchtigung zur Megalomanie[2].

Wenn wir diesen Fall als Beispiel für den Wandlungstypus vorstellen, so möchten wir doch dem Mißverständnis vorbeugen, daß sich diese Größenwahnform stets nur allmählich aus einem Wahnthema der Bedrängnis heraus entwickelt. Sie kann u. U. auch plötzlich aus der Normalverfassung hervorbrechen, ohne daß es sich deshalb stets um einen Durchbruchstyp in dem geschilderten Sinne handeln muß. Letzterer ist ja mit einem Bruch der Sinngesetzlichkeit verbunden, was z.B. bei einem ekstatisch-hysterischen Zustand wegen dessen lebensgeschichtlichem Bezug nicht zutrifft und der deshalb von uns dem Wandlungstypus zugerechnet werden würde. Freilich ist im letzteren Fall die meist weit zurückreichende, oft lebenslange hysterische Neurose zu berücksichtigen, deren Wandlung hier lediglich sehr plötzlich in einer gewissermaßen — sit venia verbo — offenbarungsähnlichen Weise sichtbar wird. Andererseits kann die mit Größenideen einhergehende stille Euphorie eines Organikers dem Durchbruchstyp entsprechen, auch wenn das Bild ganz und gar nicht expansiv ist. Der Beginn dieses Zustandes geschieht aber nach dem Durchbruchstypus und nicht nach dem lebensgeschichtlich verankerten Wandlungstypus. Es ist nicht wesentlich, ob die Megalomanie am Beginn der Krankheit oder erst während ihres Verlaufes auftritt. Auch ein initialer Größenwahn kann dem Wandlungstypus angehören, wenn er präpsychotisches Lebensleid kompensiert. Entscheidend ist, ob etwas Sinnfremdes den ersten Anstoß gibt (Durchbruchstypus), möge auch im weiteren Verlauf rasch eine Sinnerfüllung hinzutreten, oder ob etwas lebensgeschichtlich Motiviertes, also Sinnhaftes, den Anstoß gibt (Wandlungstypus). Daß sich dies keines-

---

[2] Eine durch das Max-Planck-Institut für Psychiatrie in München geleitete und ausgewertete Fragebogenuntersuchung (die Daten wurden vom Autor erhoben) bestätigt unsere klinische Annahme eines subjektiven gehobenen Wohlbefindens des Patienten. Herrn Professor Dr. D. von Zerssen danken wir an dieser Stelle

wegs immer klären läßt, hindert nicht, daß die beiden Begriffe als idealtypische Pole zum Verständnis des Größenwahns nützlich sind. In der Art einer Verhältnisreihe kann man den Einzelfall dann zwischen den beiden Polen einordnen. Es gilt also nicht Entweder-Oder, sondern Mehr-oder-Weniger.

Zur Erläuterung der Verhältnisreihe schildern wir unseren Fall Adam G. (56)[3]:

Der 29jährige ledige und leicht debile Hilfsarbeiter mußte in der Volksschule zweimal eine Klasse wiederholen. Er wird als stiller, in sich gekehrter, bei seinen Kameraden beliebter Mensch geschildert. 1955 zog er von seiner geschiedenen Mutter aus der DDR weg nach Westdeutschland zu seinem inzwischen wiederverheirateten Vater. Dieser wurde als grober Egoist geschildert, der den Neuankömmling schonungslos ausbeutete, ihm fast seinen ganzen Verdienst wegnahm und als eine Art Dienstbote behandelte. Als G. bei einem Betriebsunfall alle Finger zerquetscht wurden, half der Vater keineswegs dem hilflos Gewordenen. Er behandelte ihn vielmehr immer schlechter, verhöhnte ihn wegen seiner geistigen Schwerfälligkeit und quälte ihn durch vielerlei Schikanen, so daß dessen Leben unerträglich wurde. Der Sohn flüchtete dann nach einer Prügelszene, bei der die Polizei einschreiten mußte, zu seinem Bruder, geriet dort aber immer stärker ins Grübeln. Seine Gedanken kreisten fast nur noch um die Unmenschlichkeit des Vaters, wobei er sich in eine immer stärkere Erregung hineinsteigerte. Nach zwei Wochen begann er, „wirres Zeug" zu reden, was zur ersten Aufnahme in unserer Klinik führte.

Der psychomotorisch recht grob wirkende jüngere Mann brachte in zerfahrener Weise ein Gemisch von gehässig aufbegehrenden Ressentiments gegen den Vater und primitive Größenideen vor. Wir entnehmen einem Stenogramm: „Anfangs habe ich mich mit meinem Vater ganz gut vertragen. Aber wissen Sie, nur so zum Schein: Ich habe ihn ganz schön verschissen, den Simpel. Er hat schon unheimlich viel Kinder in die Welt gesetzt und läßt sie im Stich, der A . . . riese. . . . Ich werde Filmschauspieler. . . . Die Mehrzahl siegt. Arzt werde ich auf jeden Fall, was man braucht, wird finanziert." (Die Mehrzahl siegt?) „Alles drum und dran. Ich gehe auf Entdeckungsreise, wenn Sie das richtig verstehen. Ich habe mich schon bis hierher gemogelt." (Die Mehrzahl siegt?) „Die sollen darüber abstimmen. Übrigens, die Kamera läuft, ich weiß, daß ich normal bin. Ich bin nicht so blöd, wie man denkt." Während er das vorbrachte, waren Fröhlichkeit und Getriebenheit gepaart. Der Zustand klang erst nach Wochen unter sehr intensiver körperlicher Behandlung, u.a. mit Elektroschocks, ab. Nach 4 Jahren, in denen er ein unauffälliger Hilfsarbeiter war, mußte er wegen eines ängstlich-depressiven Versagenszustandes für 4 Wochen in einem PLK aufgenommen werden, wo man ihn voll remittiert wieder entließ. Vier weitere Jahre lebte er friedfertig und sozial gut angepaßt. Erst ein halbes Jahr vor der zweiten Aufnahme in unserer Klinik wurde er wieder getriebener, unterhielt sich mit dem Fernsehbild und äußerte skurrile Ideen, daß er vom Mars komme und dem Kräftespiel zwischen Ost und West ausgesetzt sei.

Bei uns war G. freundlich, ruhig, besonnen und stets hilfsbereit. Über alltägliche Angelegenheiten sprach er gänzlich vernünftig. Sein eigentliches Anliegen, über das er nach 2 Wochen lächelnd, in wirren Gedanken ins Tonband sprach, war freilich andersartig: „Ich erzähle jetzt mal von der Körperverpflanzung. 1945 wurde mir in der UdSSR ein neuer Körper verpflanzt. Mit diesem Körper habe ich viel Pech gehabt. Nun wollte ich mir in der Oststadt-Klinik in M. einen neuen Körper verpflanzen lassen, damit ich wieder arbeitslustig, wieder fit und wieder gesund werde. Ferner mache ich eine Weißenschutzmaßnahme . . . neue Arme, neue Beine, Fernsehaugen . . . mit der Hundezunge spreche ich . . . dann Gewitterabfangen, mit der Sonnenenergie heizen und mit dem Gewehr, das man ringsherum um den Erdball schießen kann . . ."

(Verhältnis zum Vater?) „Ja, ich bin von der Familie nur adoptiert worden, die mußte mich aufnehmen, die Familie. Stalin hatte es damals befohlen." (Wie hieß denn Ihr wirklicher Vater?) „Den kenne ich nicht richtig, das ist so in Ordnung, der ist oben auf dem Mars . . . Ja, der ist König, mein Vater, vom Sternplanet Mars." (Woher wissen Sie das?) „Weil ich

---

[3] atypische endogene Psychose (zykloide Psychose?)

oben mal geboren wurde, es war gerade Unwetter . . . haben wir jede Menge Drachenum-
züge gemacht . . . gibt es bunte Sterne, hohe Berge, bunte Tannen, bunten Schnee im Winter
. . . so sieht es auf dem Mars aus." . . . „Ich bin auf die Erde gekommen, weil ich hier Pflich-
ten wahrnehmen sollte, und die ich auch bereits wahrgenommen habe . . . mit Gewitterabfangen usw. Zunächst war ich mal Mediziner in der UdSSR, dann bin ich übergeschnappt
gewesen . . . zuviel Samen gehabt . . . und dann habe ich mehr zivile Sachen gemacht, Ma-
schinenbautechnik, Naturbau, also mit der Sonnenenergie geheizt. Mit Gewitterabfangen,
das habe ich in USA damals gemacht. Auch in Deutschland." (Wie verhält es sich mit der
Hundezunge?) „Also die Hundezunge . . . ich kam auf die Idee, weil Hunde bellen und
gehorsam sind, weil sie den Befehl nicht verweigern . . . und darum kam ich auf die Idee,
weil die Hunde so gehorsam sind, daß man mit Zungen sprechen lernen müßte und auch
können muß." (Auf die Frage, wo die Hundezunge denn jetzt sei, zeigt er auf seine eigene
Zunge.)

Aus dem zerfahrenen Text erfährt man weiter, daß er in Kiew studiert habe und in
Housten/Texas geboren sei. Er möchte nicht mehr in den Osten zurück, weil er so erfin-
derisch sei. Man habe ihn deswegen vom Osten aus der freien Welt herausgezogen. Damals,
als die Russen und Amerikaner noch gut miteinander auskamen, habe man ihn aus den USA
in den Osten geschickt wegen seiner Erfindungskunst. Mit seinem technischen Können, u.a.
einem von ihm überwachten Frühwarnsystem und dem Gewitterabfangen, hänge es zusammen,
daß er den Untergang der Welt durch eine technische Katastrophe verhindere. Er brachte dies
alles stammelnd, keineswegs besonders antriebsgesteigert vor, wodurch er beschränkter wirkte,
als er bei genauerer Prüfung tatsächlich ist. Auf diesbezügliche Befragung meinte er, daß er
guter Laune sei und sich nicht krank fühle.

Der Fall Adam G. sollte die Einordnung eines Falles in die Verhältnisreihe
zeigen, deren einer Pol der Durchbruchs- und deren anderer der Wandlungstpyus
ist. Die initiale expansive Megalomanie in der ersten maniformen Phase wurde
durch das Durchbrechen eines pathologischen Überschwanges von Stimmung
und Antrieb bedingt, wobei aber der Zeitpunkt des Ausbruches, das „Jetztsein"
im Sinne v. Baeyers (1966) und der eine Auflehnung gegen den Vater aus-
drückende Inhalt durchaus lebensgeschichtlich bestimmt wurden. Der vorwie-
gende Durchbruchstypus wird also auch durch zum Wandlungstypus gehörende
Züge mitbestimmt. Die spätere Form des konfabulatorischen Größenwahns
zeigt eine leidentlastende Wandlung des Selbsterlebens, die die Realität sym-
bolisch ins Gegenteil verkehrt. Der Rabenvater hat ihn nur adoptiert, in der
Wahnwirklichkeit ist er der Sohn des Marskönigs. Aus dem Hilfsarbeiter ist
ein bedeutender Naturwissenschaftler geworden, den Russen und Amerikaner
abwechselnd in Beschlag nehmen. Daß die kompensatorische Größe auch pathische Züge hat, läßt der skurrile Wahneinfall von der transplantierten Hundezunge, was ja eine symbolische Verwandtschaft mit dem Thema Unterwerfung
hat, herausspüren.

Der Charakter der Regression ist dem Durchbruchs- und Wandlungstypus
gemeinsam. Die Insuffizienz der Kritikschranke führt beim Durchbruchstyp
zu einer Schwächung der Realitätskontrolle. Das Wunschdenken gewinnt das
Übergewicht auf Kosten der Wirklichkeitsanpassung und die zuvor integrierten
egoistischen Strebungen werden frei. Dies bedeutet den Verlust später erreich-
ter individueller Entwicklungsstufen, also die Regression auf ähnliche Verhältnisse, wie in einem ontogenetisch früheren Zustand. Der Wandlungstypus wiederum
bedient sich des autistischen Denkens, was eine narzißtische Regression und somit

das Wiederaufleben der sogenannten Primärfunktion (Freud), also des am Lustprinzip orientierten Wunschdenkens, beinhaltet.

Damit es nun überhaupt zu einer so erheblichen Regression kommen kann, sind besondere Bedingungen erforderlich. Dies gilt nicht nur für den Durchbruchstypus, bei dem meistens psychoorganische Veränderungen oder eine expansiv-psychotische Zuständlichkeit herrschen, sondern auch für den Wandlungstypus. Anderenfalls müßte nämlich der Ausweg aus drückendem Unglück in die Megalomanie in Krüppelheimen, Gefängnissen usw. häufiger beobachtet werden. Auch wenn man die gelegentlichen Degeneriertenpsychosen in Strafanstalten und ähnlichen Einrichtungen berücksichtigt, so handelt es sich bei ihnen doch um ein relativ seltenes Geschehen und man wird hier entweder eine anlagebedingte Charakteranomalie oder eine erlebnisreaktive Persönlichkeitswandlung (Venzlaff, 1958) infolge einer sehr lange währenden Leidzufügung annehmen müssen. Bei der Mehrzahl unserer zum Wandlungstypus gehörenden Fälle liegt Schizophrenie vor, also ein Krankheitszustand, der nach den Vorstellungen der Psychoanalyse sowieso die Bedingungen zur Regression in sich trägt. Cum grano salis und in nur eben angedeuteter Form gilt das über die Regression Gesagte aber auch bei den Übergangsformen zur Normalpsychologie, bei denen kein eigentlicher Wahn und auch nicht Wahnähnlichkeit vorliegt, also bei den neurotischen Riesenansprüchen und Selbstüberschätzungen. In dem Aufsatz „Der Dichter und die Phantasie" zeigt Freud, daß Tagträume durch eine vorwiegend dem Heranwachsenden eigene Phantasietätigkeit zustandekommen, die sich vom kindlichen Spiel herleitet und kompensatorischen Charakter hat.

Die Regression ist hier weit weniger ausgreifend, was wohl mit der geringeren Entfernung der tagträumerischen Größenphantasien von Realität und Normalität im Vergleich zur Megalomanie zusammenhängt. Trotzdem ist die Rückwendung zu ontogenetischen früheren Seinsweisen des bewußten Seelenlebens zu erkennen.

Was nun das zu entlastende Leid betrifft, so kann dies entweder aus der präpsychotischen Lebensgeschichte (1) oder aus der Psychose selbst (2) stammen, was sich nur sehr annähernd und keineswegs immer unterscheiden läßt.

Die unter (1) genannten Verhältnisse finden wir etwa bei dem oben geschilderten Adam G. (56), dessen Hoffnungen durch den Unfall zerstört wurden. Der Unfall und das andauernde Erdulden der lieblosen Behandlung durch den Vater wurden von Adam G. in der ersten Phase der Megalomanie kompensiert. Pius B. (50, s.S. 27) wird bei seinem sozialen Abstieg infolge der Heimatvertreibung durch die in Wahn übergehenden Tagträume, er werde schlesischer Ministerpräsident und noch viel mehr, im autistischen Binnenraum entschädigt.

Für Helmut K. (53, s.S. 27) gilt Vergleichbares.

Bei den Frauen Friedel B (44, s.S. 15f) und Klara-Maria S. (47, s.S. 21f) werden begründete Schuldgefühle über einen allzu freien Lebenswandel in der von Winkler (1957) beschriebenen Weise der „Ich-Mythisierung" abgewehrt. Gegenstand der Selbstheilungstendenz sind also sowohl Schuldgefühle infolge eines

Konfliktes zwischen Gewissen und Triebhaftigkeit als auch die Frustration des Strebens nach Macht und Geltung.

Zu (2): Eine Kompensation des durch die Psychose verursachten Leides, sei es direkt durch paranoide Ängste, quälende Halluzinationen u.ä., sei es indirekt durch die mit der Geisteskrankheit verbundenen sozialen Zurücksetzungen, ist u.E. zwar meistens bei nicht initial auftretender Megalomanie der Fall, aber nicht in einer ohne weiteres am megalomanen Thema erkennbaren Weise. Hierbei ist auch zu berücksichtigen, daß man die übrigen psychotischen Symptome ebenfalls als Abwehrform verstehen kann, etwa von homosexuellen und anderen Triebwünschen oder Schuld (Häfner, 1963; Wieser, 1969; Winkler, 1957). Wenn diese unlustbetont erlebt werden, so weist dies auf die verbleibende, nicht neutralisierte, als Leidensdruck erlebte Dynamik, die dann — offensichtlich nicht immer, aber gewiß bei vielen Fällen — zwecks weiterer Entlastung zum Größenwahn tendiert.

Um die als Leidensdruck erlebte Dynamik deutlicher werden zu lassen, wollen wir hier den inhaltlichen Gesichtspunkt (a) von dem der Intensität des Leidensdruckes (b) getrennt besprechen.

Zu (2a): Es können Größen- und Beeinträchtigungswahn nebeneinander bestehen. Diese können in einem thematischen Zusammenhang von der Art des „verfolgten Verfolgers" (Kehrer, 1922) stehen, z.B. bei Pius B.'s (50, s.S. 17) Marienerscheinung in Marathon, indem sich Verfolgung in Erhebung verwandelt. Es kann sich auch um ein Nebeneinander von Verfolgungs- und Größenthemen handeln, wobei ein Sinnzusammenhang eventuell durch eine tiefenpsychologische Deutung hergestellt werden könnte, deren Richtigkeit dann aber infolge der viel geringeren Möglichkeiten, solche Patienten in einschlägiger Weise zu untersuchen, nicht hinreichend wahrscheinlich gemacht werden kann. Daß grundsätzlich ein innerer Zusammenhang besteht, ist auch deswegen anzunehmen, weil sich bei den nicht initial, sondern erst später auftretenden Megalomanien diese Themen ja meistens aus dem Beeinträchtigungswahn fließend nach dem dargestellten pathischen Erlebensmodus entwickeln. Wenn Verfolgungs- und Größenideen nebeneinander bestehen, dann existieren wahngenetisch ältere, nicht megaloman abgewandelte oder jüngere, bereits abgewandelte Inhalte nebeneinander. Dessenungeachtet sind größenwahnsinnige *Inhalte* aber sicher nicht immer aus einer Weiterentwicklung von Verfolgungs*inhalten* zu denken, sie können auch aus der wahnhaften Umbildung von Bestandteilen der aktuellen Situation entstehen, z.B. wenn Elisabeth L. (13, s. S. 20) sich als Oberin der Anstalt fühlt; eine andere Patientin (Auguste M. — 14 —) befördert ihre Ärzte willkürlich oder setzt sie ab. Auch hier vom Wandlungstypus zu sprechen, erscheint uns freilich gerechtfertigt, weil sich die allgemeine Gestimmtheit und die Art und Weise des Wahnbedürfnisses gegenüber dem anfänglichen Sich-beeinträchtigt-Wähnen gewandelt hat.

Thematisch sind alle denkbaren Variationen möglich: Hinüberretten von Themen der Lebensgeschichte [etwa der Liebeswahn von Hilde G.(8, s.S. 21), die Weiterverarbeitung von Verfolgungserlebnissen des Pius B. (50, s.S. 17) oder die megalomane Verarbeitung von Themen aus der aktuellen Situation der Psychose (Alfred H. – 57 –, s.S. 74ff)]. Entscheidend ist für uns stets, daß das heftige Bedürfnis, sich bedeutend und damit leidentlastet zu fühlen, sich entgegen der Realität in autistischer Weise durchsetzt. Ob die Themenwahl nachweisbar kontinuierlich oder – scheinbar oder auch tatsächlich – diskontinuierlich erfolgt, ist für unsere Sichtweise von untergeordneter Bedeutung.

Zu (2b): Da Wahninhalte stets Ausdruck der sie hervorbringenden Dynamik sind, sind die *dynamischen* Gesichtspunkte für unser Ziel der Erhellung des Entstehens von Größenwahn von richtungsweisender und überragender Bedeutung. Dafür, daß nicht Verfolgungs-, sondern Größenwahn vorliegt bzw. daß eines sich aus dem anderen entwickelt, ist nach unserer Meinung vorwiegend der Leidensdruck entscheidend, der die Tendenz zur Entlastung beinhaltet. Wir schränken diese Aussage allerdings bei den akut und primär auftretenden Formen, also dem Durchbruchstypus, ein, wenngleich die Leidentlastungstendenz oder wenigstens ganz allgemein das Streben nach Herabsetzung von Unlustspannung auch hier oft eine wesentliche oder sogar die entscheidende Rolle spielt. Hiervon abgesehen, meinen wir, daß anderen Wahninhalten, wie Verfolgung, Schuld etc., die Abwehr bestimmter Triebwünsche zukommen mag, daß das Abwehrziel der Megalomanie bzw. einer megalomanen Anfärbung dieser Wahnsymptome der damit zusammenhängende oder aus anderen Quellen, z.B. aus der realen Situation kommende Leidensdruck ist.

Wenn man von letzterem absieht, so bringen die als Abwehr verstandenen Wahnsymptome zwar ebenfalls eine Leidentlastung, die aber unvollständig bleibt. Der Kranke leidet noch unter Verfolgung, Schuld etc., wenngleich auch weniger als ohne diese Symptomgestaltung. Die Wandlung zum Größenwahn stellt dann u.E. eine Weiterverarbeitungsmöglichkeit dar, die auf eine zusätzliche Minderung der Unlustspannung zielt. Je länger die Krankheit dauert, desto mehr verschiebt sich das Schwergewicht der Verursachung von den präpsychotischen Ereignissen auf das aktuelle psychotische Erleben und seine sozialen Auswirkungen. Es ist in unserer Sicht von nachgeordneter Bedeutung, ob das Leiden durch das Abwehrgeschehen oder durch andere Umstände, wie Vorgeschichte, aktuelle Realsituation etc., bewirkt wird. Dies gilt auch dann, wenn man genügend berücksichtigt, daß die präpsychotische Lebensgeschichte sich in der Persönlichkeitsstruktur niedergeschlagen und dadurch die Art der Erlebnisverarbeitung und die Bevorzugung bestimmter Themen beeinflußt hat.

Im Zusammenhang mit den dynamischen Verhältnissen erklärt sich auch ein Phänomen, das wir *progressive Selbstwerterhöhung* nennen wollen: Ähnlich wie der Verfolgungswahn zum Pluralisieren neigt, also zum Wähnen einer immer größer werdenden Anzahl der Verfolger, tendiert die Megalomanie zu immer höherem Sich-Versteigen. Eindrücklich zeigt dies die hierarchische Stufenleiter, die Peter D. (37, s.S. 14) im Wahn emporsteigt (Priester, Bischof, Kardinal, Papst, Göttlichkeit). Analoge Verhältnisse einer fortschreitenden Selbstwerterhöhung lassen sich bei 16 unserer Fälle aufzeigen. Diese zunehmende Selbstaufwertung entspricht in der Regel kaum einem zunehmenden Leidensdruck. Im Verlauf langer Krankheitsdauer trifft ja eher das Gegenteil zu, nämlich daß die Kranken später weniger leiden als in der ersten Zeit. Als naheliegende Erklärung der progressiven Selbstwerterhöhung bietet sich an, daß die Kranken sich an die megalomanen Attribute gewöhnen, so daß deren schwindende Erlebnisintensität nur durch ihre Erhöhung ausgeglichen und somit die Ökonomie der Leidentlastungstendenz aufrechterhalten werden kann.

Die Megalomanie kann die Leidentlastungstendenz auch überdauern. Bei lange chronifizierten Fällen, wie etwa der seit ca. 30 Jahren erkrankten Amalie Z. (24), findet sich kein Anhalt mehr für ein intensives Leiden. Anscheinend liegt dann eine Automatisierung (Rapaport, 1961; Hartmann, 1960) der inzwischen zur Gewohnheit gewordenen Denkweisen, die Beibehaltung eines Gelegenheitsapparates (Kretschmer, 1947) vor.

Bei solcher dynamischer Betrachtung, welche im Größenwahn den Ausdruck einer Leidentlastungstendenz sieht, ist freilich zu bedenken, daß die Voraussetzung einer derartigen Wirkungsweise eine durch ein pathologisches Geschehen (in den meisten Fällen durch einen Morbus) bedingte passagere oder bleibende seelische Abwandlung ist. „Autismus" (E. Bleuler, 1911), regressives Überwiegen des „Primärprozesses" (Freud, 1913), „psychische Desintegration" (Ey, 1967), „Entdifferenzierung der Funktion" (Conrad, 1958) sind Aspekte einer psychischen Veränderung, die nicht nur für die Megalomanie, sondern mehr oder weniger für den Wahn überhaupt Bedingungen der Entstehung sind. Wie es dazu kommt, gehört nicht mehr zum Thema unserer Untersuchung; sie setzt erst ein, wo diese Voraussetzungen bereits formuliert, wenngleich auch noch längst nicht geklärt sind.

Gliedert man unser 57 Fälle umfassendes Krankengut unter dem Gesichtspunkt des Grades der Verwirklichung der Leidentlastungstendenz in fünf Gruppen A-E, so ergibt sich folgendes Bild:

Gruppe A, zu der 14 Kranke zählen, erfaßt diejenigen Megalomanen, die vorwiegend dem Durchbruchstypus angehören, wobei also die Leidentlastungstendenz eine nachgeordnete Rolle spielt.

Zur Gruppe B gehören 16 Fälle, bei denen eine gelungene Leidentlastung nicht deutlich aufzeigbar ist. Hier wollen wir aber an das oben zitierte Wort Fechners erinnern, daß die *Tendenz zum Ziel noch nicht das Erreichen des Zieles bedeutet.* Immerhin ist in 13 Fällen neben der Tendenz meist auch ein bescheidener Erfolg der Leidentlastung aufzuzeigen. Die Patienten litten zur Zeit der Untersuchung weniger, als es auf Grund der Krankengeschichten für die Anfangszeit anzunehmen war, und es überzeugte uns auch, daß die Megalomanie dabei eine nicht unwesentliche Rolle spielte. Einmal brachte z.B. der Größenwahn eine Stabilisierung des Selbstwertgefühls. (Die Paranoikerin querulierte nun nicht mehr um eine bescheidene Summe, wie in der Anfangszeit, sondern um ein Millionenvermögen.) In einem anderen Fall war der Erfolg zwar flüchtig, stellte sich aber regelmäßig für kurze Zeit ein, wenn der Patient seine Christusidentifikation zum Ausdruck brachte. Ein Fall war deutlich euphorisch, nur ließ der Mangel an Information über den Beginn nicht ausschließen, ob es sich nicht um einen Durchbruchstyp handelte. Nur bei drei Fällen war noch stärkeres Leiden deutlich erkennbar. Davon war bei einem Fall der Größenwahn von untergeordneter Bedeutung, sozusagen ein Fleck in einem reichhaltigen paranoischen Gemälde. Einmal war bei erheblichem Leidensdruck die Tendenz zur megalomanen Leidentlastung dennoch durchsichtig, welche freilich erfolglos blieb.

Gruppe C umfaßt drei Fälle, bei denen weniger eine Entlastung von bereits bestehendem Leiderleben vorliegt, als daß leidvolles Bewußtsein bereits in statu nascendi erfolgreich abgewehrt wird. Es kommt dadurch erst gar nicht zum Leiden. Als Beispiel erinnern wir an den Hirnorganiker Helmut K.(53, s.S. 27ff). Der seit jeher zu Überheblichkeit neigende Mann kompensiert während des 20jährigen Verlaufs sich verstärkendes Leistungsversagen und zunehmende wirtschaftliche Not mit immer drastischeren, später ausgesprochen megalomanen Selbstüberschätzungen. Er wird dabei zwar nicht glücklich, vermeidet aber eine unglückliche Befindlichkeit, wie sie der äußeren Not und der nicht abreißenden Kette seiner Mißerfolge adäquat wäre.

Gruppe D umfaßt 11 Fälle. Hier sind die anfänglichen Verhältnisse die gleichen wie bei der unten geschilderten Gruppe E, d.h. es herrscht ein deutlicher Leidensdruck vor; zur Zeit der Berichterstattung findet sich aber nicht ein ausgesprochenes Wohlbefinden, wohl aber ein leidensärmerer, insbesondere gegenüber der anfänglichen Verfassung leidensgeminderter Zustand.

Der Gruppe E ordnen wir 13 Fälle zu. Sie enthält jene Verläufe, bei denen am Anfang der Psychose ein deutlicher Leidensdruck bestand, also psychotische Angstzustände, Schuld- und Verfolgungswahn und andere Beeinträchtigungserlebnisse. Hierher gehören auch diejenigen Kranken, bei denen starkes präpsychotisches Leid einer unlustbetonten Psychose vorausgeht. Grundsätzlich würden auch psychogene Ausnahmezustände hierher gehören, in denen hochgespannte Angst oder Gewissensnot o.ä. in einen hysterischen Dämmerzustand glückhafter Stimmungsfärbung umschlagen (Kisker, 1960). Fälle letzterer Art befinden sich aber nicht bei unserem Material. Bei den Kranken dieser Gruppe besteht am Ende, d.h. zur Zeit der Berichterstattung, ein Zustand des Wohlbefindens. Der Wandel des Wahns von Beeinträchtigung in Megalomanie befindet sich in einem adäquaten zeitlichen Zusammenhang mit der Leidentlastung.

Eine Besonderheit gilt es noch zu berücksichtigen: Größenwahn im Rahmen des Wandlungstypus findet sich in keinem unserer Fälle, und, soweit wir sehen, auch sonst in der Regel nicht bei imaginären Leiden des eigenen Körpers, die nicht als Beeinträchtigung von außen erlebt werden. Hypochondrischer Wahn wandelt sich wohl kaum je in Kraft- und Gesundheitswahn oder sonstige Formen der Megalomanie, so wie dies bei der Weiterentwicklung des Verfolgungswahns häufig der Fall ist. Gemeint ist hier nicht der phasische Umschlag der

depressiv-hypochrondrischen Beschwerden in ihr manisches Gegenteil, was ja
in den Bereich des vorwiegenden Durchbruchstypus gehört. Das Gesagte bezieht sich auch nicht auf pseudoneurasthenische Zustände im Vorfeld von Psychosen oder innerhalb von psychotischen Zuständen (wie bei Peter D. − 37 −,
s.S. 14), sondern auf ausgeformte fixierte wahnhafte Überzeugungen von kör-
perlichen Veränderungen oder die starre Einengung des Interesses auf körperliche Schwächen.

Wir meinen, es hänge mit dem sozialen Bezug der Megalomanie zusammen,
daß sie sich in der Regel nicht aus solchen Zuständen heraus entwickelt. Der
Größenwahn ist Ausdruck einer Entlastung von Leid, das durch die Mitmenschen,
einzeln oder in ihrer Gesamtheit als Umweltsozietät, hervorgerufen wird. Die Begegnung mit den Menschen der Umgebung ist nicht mehr möglich, sie werden
nur noch als Beeinträchtiger erlebt, der Kranke entzieht sich ihnen, indem er
sich im autistischen Raum über sie erhöht.

So gesehen, ist der Größenwahn eine Flucht vor den feindselig, also leid-
erzeugend erlebten Mitmenschen.

VI. Abschließende Darstellung des Grundgedankens

Damit Größenwahn entstehen kann, muß das Verhältnis von dem, was normalerweise als Möglichkeiten des Ich und dem, was als die sie begrenzende Möglichkeit erlebt wird, zugunsten der ersteren verschoben werden. Die Voraussetzungen hierzu können – sich gegenseitig vertretend oder ergänzend – auf ontogenetisch unterschiedlichen Stufen entstehen: (1) auf der Ebene des Realitätsprinzips infolge einer Senkung der Kritikschranke. Die der Megalomanie entgegenstehenden Gegebenheiten werden dann *nicht mehr* vollständig erkannt und können deshalb unterschätzt werden; (2) durch den autistischen Rückzug auf das in einem ontogenetisch früheren Stadium überwiegende Lustprinzip. Es herrschen dann ähnliche Verhältnisse wie in jener frühkindlichen Phase, in der die die Macht des Ich eingrenzende Realität *noch nicht* richtig erkannt wurde. Unter solchen Umständen kann die eigene Macht und Bedeutung überschätzt werden.

Um mit Hilfe dieser Möglichkeiten Megalomanie entstehen zu lassen, bedarf es einer seelischen Dynamik. Diese kann durch Emotionen und Antriebe wirksam werden, die aus dem endogenen Grund aufbrechen. Solche Zustände sind häufig körperlich begründbar, dem Verstehen und tiefenpsychologischen Erhellen aber wenig oder gar nicht zugänglich. Außerhalb dieser, von uns als „Durchbruchstyp" zusammengefaßten Fälle strebt die Dynamik, welche den Größenwahn entstehen läßt, die Entlastung eines Leidensdruckes an. Diese Leidentlastungstendenz zielt darauf hin, daß eine im Wahn oder auch in der Realität beeinträchtigend erlebte mitmenschliche Umwelt durch das gehobene Selbstwertgefühl der Megalomanie ihren quälenden Charakter verliert. Dabei wird der wahnhafte Wandel von Ohnmacht zu Macht häufig in pathischer Weise erlebt, d.h. von einer höheren Macht getragen zu werden. Die angestrebte Leidentlastung wird oft mehr oder weniger erreicht, allerdings auf Kosten der Integration in der Gemeinschaft, welche in der Megalomanie höchstens noch im Spiel einer Pseudorolle vorgetäuscht werden kann. Die reale Vereinsamung ist dann aber zu einem erträglichen, bisweilen sogar glücklichen Zustand geworden.

VII. Summary

In the relationship between the normal experience of the ego's potentiality and of the reality which limits that potentiality, the latter displaces the former, and causes delusions of grandeur. The preconditions can arise from ontogenetically different levels, either representing or complementing each other:

1. At the level of the reality principle, as a result of a lowering of the threshold of criticism. The conditioning factors which stand in opposition to megalomania are *no longer* recognized and can therefore be underestimated.

2. Through autistic regression to the pleasure principle, which prevailed at an ontogenetically earlier stage. In this case conditions are similar to the early childhood phase in which the power of the reality limiting the ego was *not yet* fully recognized. In such circumstances, personal power and importance can be overestimated.

In addition to these alternatives, certain psychic dynamics are also necessary to produce megalomania. These can be activated by emotions and impulses which "erupt" endogenously. Such states are often caused somatically but are inaccessible to the understanding or to psychoanalytic explanations. Apart from those cases we define as the "eruptive" type, the dynamics that cause delusions of grandeur often constitute a striving toward release from a burden of suffering (Leidentlastung). Whether in delusion or in reality, the milieu is perceived as hostile. The aim of the tendency toward release from suffering, through the megalomanic increase in self-esteem, is to rid the milieu of its painful character. The illusory change from powerlessness to power is frequently experienced as being brought about by a higher influence *(Pathik)*. The aspiration to be free from the burden of suffering is fulfilled, albeit at the cost of social integration, which can at best be simulated in the form of a pseudorole. Real isolation, however, becomes a bearable state, even a happy one.

VIII. Literatur

Abraham, K.: Die Wunschtheorien des Mythos (1909). In: Psychoanalytische Studien zur Charakterbildung. Frankfurt: Fischer 1969.

Adler, A.: Über den nervösen Charakter. Wiesbaden: J.F. Bergmann 1912.

Adler, A.: Menschenkenntnis. 5. Aufl. Zürich: Rascher 1957.

Allport, G.W.: Werden der Persönlichkeit. Gedanken zur Grundlegung einer Psychologie der Persönlichkeit. Bern-Stuttgart: Huber 1958.

Avenarius, R.: Zum Problem des schizophrenen Defektes. Psychiat. et Neurol. (Basel) 139, 121 (1960).

Avenarius, R.: Über Größenwahn und Sprachverwirrtheit. Nervenarzt 37, 349 (1966).

Avenarius, R.: Die Stellung des chronischen Wahns in der Psychopathologie. Jb. Psychol. Psychotherap. u. med. Anthropol. 16, 306 (1968).

Avenarius, R.: Über Autismus. Nervenarzt 44, 234 (1973).

Avenarius, R.: Der Verlust der Ich-Umwelt-Balance. Nervenarzt 47, 482 (1976).

Baeyer, W. von: Geistige Störungen bei Fleckfieber — zugleich ein Beitrag zur Lehre von den Konfabulationen. Z. ges. Neurol. Psychiat. 175, 1 u. 2, 225 (1942).

Baeyer, W. von: Zur Psychopathologie der endogenen Psychosen. Nervenarzt 24, 316 (1953).

Baeyer, W. von: Über Freiheit und Verantwortlichkeit von Geisteskranken. Nervenarzt 25, 265 (1954).

Baeyer, W. von: Der Begriff der Begegnung in der Psychiatrie. Nervenarzt 26, 369 (1955).

Baeyer, W. von: Zur Freiheitsfrage in der forensischen Psychiatrie mit besonderer Berücksichtigung der Entschädigungsneurosen. Nervenarzt 28, 337 (1957).

Baeyer, W. von: Situation, Jetztsein, Psychose. Bemerkungen zum Problem der komplementären Situagenie endogener Psychosen. In: Conditio Humana. Berlin-Heidelberg-New York: Springer 1966.

Balint, M.: Primärer Narzißmus und primäre Liebe. Jb. Psychoanalyse Bd. I, 4 (1960).

Berg, J.H. van den: Grundriß der Psychiatrie. Stuttgart: Gustav Fischer 1970.

Beringer, K., Mayer-Gross, W.: Der Fall Hahnenfuß. Ein Beitrag zur Psychopathologie des akuten schizophrenen Schubes. Z. ges. Neurol. Psychiat. 96, 209 (1925).

Berner, P.: Das paranoische Syndrom. Monogr. Gesamtgeb. Neurol. Psychiat. 110. Berlin-Heidelberg-New York: Springer 1965.

Berner, P.: Der Lebensabend der Paranoiker. Wien. Z. Nervenheilk. 27, 115 (1969).

Binder, H.: Zum Problem des schizoiden Autismus. Z. ges. Neurol. Psychiat. 125, 655 (1930).

Binswanger, L.: Lebensfunktion und innere Lebensgeschichte. In: Ausgewählte Vorträge und Aufsätze von L. Binswanger, Bd. 1, S. 50. Bern: Francke 1947.

Binswanger, L.: Drei Formen mißglückten Daseins: Verstiegenheit, Verschrobenheit, Manieriertheit. Tübingen: Niemeyer 1956a.

Binswanger, L.: Erinnerungen an Sigmund Freud. Bern: Francke 1956b.

Binswanger, L.: Der Fall Ellen West (1944/45). In: Schizophrenie. Pfullingen: Neske 1957a.

Binswanger, L.: Wahnsinn als lebensgeschichtliches Phänomen und als Geisteskrankheit. (Der Fall Ilse, 1945). In: Schizophrenie: Pfullingen: Neske 1957b.
Binswanger, L.: Der Fall Jürg Zünd (1946/47). In: Schizophrenie. Pfullingen: Neske 1957c.
Binswanger, L.: Der Fall Lola Voss (1949). In: Schizophrenie. Pfullingen: Neske 1957d.
Binswanger, L.: Der Fall Susanne Urban (1952/53). In: Schizophrenie. Pfullingen: Neske 1957e.
Birnbaum, K.: Über vorübergehende Wahnbildung auf degenerierter Basis. Zbl. Nervenheilk. Psychiat. 31 (NF Bd. 19), 1908.
Birnbaum, K.: Der Aufbau der Psychose. Grundzüge der psychiatrischen Strukturanalyse. Allg. Z. Psychiat. 75, 455 (1919).
Blankenburg, K.: Daseinsanalytische Studie über einen Fall von paranoider Schizophrenie. Ein Beitrag zur Interpretation schizophrener Endzustände. Schweiz. Arch. Neurol. Psychiat. 81, 9 (1958).
Blankenburg, K.: Lebensgeschichtliche Faktoren bei manischen Psychosen. Nervenarzt 35, 536 (1964).
Blankenburg, K.: Zur Differentialphänomenologie der Wahrnehmung. Nervenarzt 36, 285 (1965).
Blankenburg, K.: Die anthropologische und daseinsanalytische Sicht des Wahns. Studium Generale 20, H. 10, 639 (1967).
Blankenburg, K.: Die Manie. In: Almanach für Neurologie und Psychiatrie, S. 265-287. München: J.F. Lehmann 1967.
Bleuler, E.: Affektivität, Suggestibilität, Paranoia. Halle/Saale: Marhold 1906
Bleuler, E.: Dementia praecox oder Gruppe der Schizophrenien. In: Aschaffenburgs Handbuch der Psychiatrie. Leipzig-Wien: Deuticke 1911.
Bleuler, E.: Das autistische Denken. Jb. f. psychoanalyt. u. psychopathol. Forschungen, Bd. IV/1. Leipzig-Wien: Deuticke 1912.
Bleuler, E.: Das autistisch-undisziplinierte Denken in der Medizin und seine Überwindung. 5. Aufl. Berlin-Göttingen-Heidelberg: Springer 1962.
Bleuler, E.: Lehrbuch der Psychiatrie. 11. Aufl., umgearb. von M. Bleuler. Berlin-Heidelberg-New York: Springer 1969.
Bleuler, M.: Endokrinologische Psychiatrie. In: Psychiatrie der Gegenwart, Bd. I/1, B. Berlin-Göttingen-Heidelberg-New York: Springer 1964.
Bleuler, M.: Die schizophrenen Geistesstörungen im Lichte langjähriger Kranken- und Familiengeschichten. Stuttgart: Thieme 1972.
Bosch, G.: Der frühkindliche Autismus. Eine klinische und phänomenologisch-anthropologische Untersuchung am Leitfaden der Sprache. Monogr. Gesamtgeb. Neurol. Psychiat. 96. Berlin-Göttingen-Heidelberg: Springer 1962.
Bostroem, A.: In: Handbuch der Geisteskrankheiten. Hrsg. O. Bumke, Bd. VIII, spez. Teil IV (Die progressive Paralyse), S. 171 ff. Berlin: Springer 1928.
Bräutigam, W.: Analyse der hypochondrischen Selbstbeobachtung. Nervenarzt 27, 409 (1956).
Bräutigam, W.: Psychotherapie in anthropologischer Sicht. Beiträge aus der allgemeinen Medizin 15. Stuttgart: Enke 1961.
Bräutigam, W.: Körperliche, seelische und soziale Einflüsse auf die Geschlechtszugehörigkeit des Menschen. Internist 5, 171 (1964).
Bräutigam, W.: Zur Erkrankungssituation und psychotherapeutischen Indikation bei Schizophrenen. Psychotherapie. Schizophrenie. 3. Intern. Symposion, Lausanne 1964, S. 177. Basel-New York: Karger 1965.
Bräutigam, W.: Formen der Homosexualität. Stuttgart: Enke 1967.
Bürger-Prinz, H., Schorsch, E.: Anmerkungen zum Begriff des Autismus. Nervenarzt 40, 453 (1969).
Bumke, O.: Lehrbuch der Geisteskrankheiten, 7. Aufl. München: J.F. Bergmann 1948.
Conrad, K.: Die beginnende Schizophrenie. Versuch einer Gestaltanalyse des Wahns. Stuttgart: Thieme 1958.

Conrad, K.: Gestaltanalyse und Daseinsanalytik. Zugleich Bemerkungen zu dem Artikel „Zum Problem der abnormen Krise in der Psychiatrie" von C. Kulenkampff. Nervenarzt 30, 405 (1959).

Conrad, K.: Die symptomatischen Psychosen. In: Psychiatrie der Gegenwart, Bd. II, S. 369 ff. Berlin-Göttingen-Heidelberg: Springer 1960.

Delay, J., Pichot, P.: Medizinische Psychologie. Stuttgart: Thieme 1966.

Dreitzel, H.P.: Die gesellschaftlichen Leiden und das Leiden an der Gesellschaft. Vorstudien zu einer Pathologie des Rollenverhaltens. Stuttgart: Enke 1968.

Erikson, E.H.: Kindheit und Gesellschaft. Zürich-Stuttgart: Pan 1957.

Erikson, E.H.: Identität und Lebenszyklus. Frankfurt: Suhrkamp 1966.

Ey, H.: Études 19: Mégalomanie. Études Psychiatriques. Paris: Desclée de Brouwer 1954.

Ey, H.: Der Abbau des Bewußtseinsfeldes beim Phänomen Schlaf-Traum und seine Beziehungen zur Psychopathologie. Entwurf einer allgemeinen Relativitätstheorie der Desorganisation des bewußten Seins für die Gesamtheit der Geisteskrankheiten. Nervenarzt 38, 237 (1967).

Federn, P.: Ichpsychologie und die Psychosen. Kap. 5: Ein Traum in Narkose (nach einem Vortrag gehalten in Detroit am 11.5.1943. − Zuerst veröffentl. in Bd. 18, Psychiat. Quart. 1944). Bern: Huber 1956.

Ferenczi, S.: Entwicklungsstufe des Wirklichkeitssinnes. Int. Z. ärztl. Psychoanalyse 1, 62 (1913). Leipzig-Wien: Heller.

Fleck, U.: Über Beobachtungen an alten Fällen von Schizophrenie. Arch. Psychiat. Nervenkr. 85, 705 (1928).

Foville, A.: zit. n. H. Ey, s.d.

Frankhauser, E.: Wesen und Bedeutung der Affektivität. Berlin: Springer 1919.

Freud, A.: Das Ich und die Abwehrmechanismen. London: Imago 1946.

Freud, S.: Drei Abhandlungen zur Sexualtheorie (1904/05). Ges. Werke Bd. V, 4. Aufl. Frankfurt: Fischer 1968.

Freud, S.: Der Dichter und das Phantasieren (1906-1909). Ges. Werke Bd. VII, 4. Aufl. Frankfurt: Fischer 1966.

Freud, S.: Formulierungen über die zwei Prinzipien des psychischen Geschehens (1909-1913). Ges. Werke Bd. VIII, 4. Aufl. Frankfurt: Fischer 1964.

Freud, S.: Psychoanalytische Bemerkungen über einen autobiographisch beschriebenen Fall von Paranoia (Dementia paranoides) (1909-1913). Ges. Werke Bd. VIII, 4. Aufl. Frankfurt: Fischer 1964.

Freud, S.: Die Disposition zur Zwangsneurose (1909-1913). Ges. Werke Bd. VIII, 4. Aufl. Frankfurt: Fischer 1964.

Freud, S.: Zur Einführung des Narzißmus (1913-1917). Ges. Werke Bd. X, 4. Aufl. Frankfurt: Fischer 1967.

Freud, S.: Triebe und Triebschicksale (1913-1917). Ges. Werke Bd. X, 4. Aufl. Frankfurt: Fischer 1967.

Freud, S.: Mitteilung eines der psychoanalytischen Theorie widersprechenden Falles von Paranoia (1913-1917). Ges. Werke Bd. X, 4. Aufl. Frankfurt: Fischer 1967.

Freud, S.: Trauer und Melancholie (1913-1917). Ges. Werke Bd. X, 4. Aufl. Frankfurt: Fischer 1967.

Freud, S.: Jenseits des Lustprinzips (1920-1924). Ges. Werke Bd. XIII, 5. Aufl. Frankfurt: Fischer 1967.

Freud, S.: Massenpsychologie und Ich-Analyse (1920-1924). Ges. Werke Bd. XIII, 5. Aufl. Frankfurt: Fischer 1967.

Freud, S.: Über einige neurotische Mechanismen bei Eifersucht, Paranoia und Homosexualität (1920-1924). Ges. Werke Bd. XIII, 5. Aufl. Frankfurt: Fischer 1967.

Freud, S.: Das Ich und das Es (1920-1924). Ges. Werke Bd. XIII, 5. Aufl. Frankfurt: Fischer 1967.

Freud, S.: Der Realitätsverlust bei Neurose und Psychose (1920-1924). Ges. Werke Bd. XIII, 5. Aufl. Frankfurt: Fischer 1967.

90

Freud, S.: Neurose und Psychose (1920-1924). Ges. Werke Bd. XIII, 5. Aufl. Frankfurt: Fischer 1967.

Freud, S.: Die Verneinung (1925-1931). Ges. Werke, Bd. XIV, Frankfurt: Fischer 1967.

Gaupp, R.: Die wissenschaftliche Bedeutung des Falles Wagner. Münch. Med. Wschr. 61 (Nr. 12), 633 (1914).

Gaupp, R.: Die dramatische Dichtung eines Paranoikers über den „Wahn". Z. ges. Neurol. Psychiat. 69, 182 (1921).

Gaupp, R.: Zur Lehre von der Paranoia. Z. ges. Neurol. Psychiat. 174, 762 (1942).

Göppert, H.: Das Ich. Grundlagen der psychoanalytischen Ich-Lehre. München: J.F. Lehmann 1968.

Gross, G., Huber, G., Schüttler, R.: Peristatische Verlaufsuntersuchungen bei Schizophrenen. In: Zweites Weissenauer Schizophrenie-Symposion. 4. und 5. Mai 1973 (Hrsg. G. Huber). Stuttgart-New York: Schattauer 1973.

Gruhle, H.W.: Handbuch der Geisteskrankheiten, Bd. IX/5 (Schizophrenie) (Hrsg. O. Bumke). Berlin: Springer 1928.

Guiraud, P.: zit. n. G. Huber, s.d.

Häfner, H.: Struktur und Verlaufsgestalt manischer Verstimmungsphasen. Jb. psychol. Psychotherapie u. med. Anthropol. 12, 174 (1965).

Häfner, H.: Prozeß und Entwicklung als Grundbegriffe der Psychopathologie. Fortschr. Neurol. Psychiat. 31, 393 (1963).

Häfner, H.: Der echte Wahn und die Verrücktheit in der Politik. Versuch einer Gegenüberstellung und Interpretation. Studium Generale 20, 611 (1967).

Hansen, J.: Hypochondrie und Antrieb. Im weiteren ein Beitrag zum Antriebsproblem und seine Bedeutung in der Psychopathologie ganz allgemein. Stuttgart: Enke 1969.

Haring, K., Leickert, K.-H.: Wörterbuch der Psychiatrie und ihre Grenzgebiete. Stuttgart-New York: Schattauer 1968.

Hartmann, H.: Ich-Psychologie und Anpassungsproblem. Stuttgart: Klett 1960.

Hartmann, H.: Ein Beitrag zur Metapsychologie der Schizophrenie. Psyche XVIII, 375 (1964-1965).

Hartmann, H.: Bemerkungen zum Realitätsproblem. Psyche XVIII, 397 (1964-1965).

Hofer, G.: Beitrag zur Frage der paranoischen Wahnbildungen. Arch. Psychiat. Nervenkr. 188, 401 (1952).

Hofer, G.: Zum Terminus Wahn. Fortschr. Neurol. Psychiat. 21, 93 (1953).

Huber, G.: Das Wahnproblem (1939-1945). Fortschr. Neurol. Psychiat. 23, 6 (1955).

Huber, G., Gross, G.: Wahn. Forum der Psychiatrie. Stuttgart: Enke 1977.

Jackson, J.H.: Die Croon-Vorlesungen über Aufbau und Abbau des Nervensystems (1884), übersetzt und eingeleitet von Otto Sittig, Berlin 1927.

Jahrreiss, W.: Störungen des Denkens. In: Handbuch der Geisteskrankheiten. Bd. I/1. (Hrsg. O. Bumke). Berlin: Springer 1928.

Janzarik, W.: Die „Paranoia (Gaupp)". Arch. Psychiat. Neurol. 183, 328 (1949/50).

Janzarik, W.: Dynamische Grundkonstellationen in endogenen Psychosen. Ein Beitrag zur Differentialtypologie der Wahnphänomene. Berlin-Göttingen-Heidelberg: Springer 1959.

Janzarik, W.: Der Wahn in strukturdynamischer Sicht. Studium Generale 20 (H. 10), 628 (1967).

Janzarik, W.: Schizophrene Verläufe. Berlin-Heidelberg-New York: Springer 1968.

Jaspers, K.: Kausale und „verständliche" Zusammenhänge zwischen Schicksal und Psychose bei der Dementia praecox (Schizophrenie). In: Gesammelte Schriften zur Psychopathologie. Berlin-Göttingen-Heidelberg: Springer 1963.

Jaspers, K.: Die maßgebenden Menschen. München: Piper 1964.

Jaspers, K.: Allgemeine Psychopathologie, 8. Aufl. Berlin-Heidelberg-New York: Springer 1965.(1. Auflage 1913).

Jones, E.: Der Gottmensch-Komplex. Int. Z. Psychoanalyse I (1913) – Neudruck: Psyche XII, 1 (1958-1959).

Jung, C.G.: Über die Energetik der Seele. Zürich-Leipzig-Stuttgart: Rascher 1928.

Jung, C.G.: Antwort auf Hiob. Zürich: Rascher 1952.

Kahn, E.: Über Wahnbildung. Arch. Psychiat. Nervenkr. 88, 435 (1929).

Kehrer, F.: Der Fall Arnold. Studie zur neueren Paranoialehre. Z. ges. Neurol. Psychiat. 74, 155 (1922).

Kehrer, F.: Paranoische Zustände. In: Handbuch der Geisteskrankheiten, Bd. VI/2, S. 232-364. Berlin: Springer 1928.

Kisker, K.P.: Der Erlebniswandel des Schizophrenen. Ein psychopathologischer Beitrag zur Psychonomie schizophrener Grundsituationen. Berlin-Göttingen-Heidelberg: Springer 1960.

Klaesi, J.: zit. n. J. Wyrsch, s.d.

Klages, L.: Handschrift und Charakter. 8.-10. Aufl. Leipzig: Barth 1926.

Klages, L.: Die psychologischen Errungenschaften Nietzsches ([1]1926). Bonn: Bouvier 1958.

Klages, L.: Die Grundlagen der Charakterkunde. 9. Aufl. Zürich: Hirzel 1948.

Klages, L.: Grundlegung der Wissenschaft vom Ausdruck. 7. Aufl. Bonn: Bouvier 1950.

Klages, W.: Der menschliche Antrieb. Psychologie und Psychopathologie. Stuttgart: Thieme 1967.

Kloos, G.: Anleitung zur Intelligenzprüfung in der psychiatrischen Diagnostik. 5. Aufl. Stuttgart: Fischer 1965.

Kohut, H.: Formen und Umformungen des Narzißmus. Psyche XX, 561 (1966).

Kohut, H.: Die psychoanalytische Behandlung narzißtischer Persönlichkeiten. Psyche XXIII, 321 (1969).

Kohut, H.: Narzißmus. Eine Theorie der psychoanalytischen Behandlung narzißtischer Persönlichkeitsstrukturen. Frankfurt: Suhrkamp 1973.

Kolle, K.: Die primäre Verrücktheit. Leipzig: Thieme 1931.

Kraepelin, E.: Psychiatrie, 8. Aufl. Bd. IV, Klinische Psychiatrie, III. Teil. Leipzig: Barth 1915.

Kranz, H.: Das Thema des Wahns im Wandel der Zeit. Fortschr. Neurol. Psychiat. 23, 58 (1955).

Kranz, H.: Der Begriff des Autismus und die endogenen Psychosen. In: Psychopathologie heute. Festschrift für K. Schneider, S. 61. Stuttgart: Thieme 1962.

Kraus, A.: Zum Verhältnis von Geschlechtsrolle und Geschlechtsleib. Nervenarzt 43, 78 (1972).

Kretschmer, E.: Über psychogene Wahnbildung bei traumatischer Hirnschwäche. Z. Neurol. Psychiat. 45, 272 (1919).

Kretschmer, E.: Medizinische Psychologie, 9. Aufl. Stuttgart: Thieme 1947.

Kretschmer, E.: Der sensitive Beziehungswahn. Ein Beitrag zur Paranoiafrage und zur psychiatrischen Charakterlehre. 3. Aufl. Berlin-Göttingen-Heidelberg: Springer 1950.

Kühn, H.: Über Störungen des Sympathiefühlens bei Schizophrenen. Ein Beitrag zur Psychologie des schizophrenen Autismus und der Defektsymptome. Z. ges. Neurol. Psychiat. 174, 418 (1942).

Kuiper, P.C.: Die seelischen Krankheiten des Menschen (Psychoanalytische Neurosenlehre). Gemeinsamer Verlag H. Huber, Bern und Klett, Stuttgart, 1968.

Kulenkampff, C.: Entbergung, Entgrenzung, Überwältigung als Weisen des Standverlustes. Zur Anthropologie der paranoiden Psychosen. Nervenarzt 26, 89 (1955).

Kulenkampff, C.: Erblicken und Erblicktwerden. Das Für-Andere-Sein (J.P. Sartre) in seiner Bedeutung für die Anthropologie der paranoiden Psychosen. Nervenarzt 27, 2 (1956).

Kulenkampff, C.: Zum Problem der abnormen Krise in der Psychiatrie. Nervenarzt 30, 63 (1959).

Kunz, H.: Die anthropologische Bedeutung der Phantasie (I u. II). Basel: Verlag für Recht und Gesellschaft AG 1946.

Lange, J.: Die Paranoiafrage. In: Handbuch der Psychiatrie (Hrsg. G. Aschaffenburg). Spez. Teil B4. Leipzig-Wien: Deuticke 1927.

Lange-Eichbaum, W.: Genie, Irrsinn und Ruhm. 4. Aufl., neu bearb. von W. Kurth. München-Basel: Reinhardt 1956.

Lasègue, Ch.E.: zit. n. F. Kehrer (Handbuch), s.d.

Leonhard, K.: Die defektschizophrenen Krankheitsbilder. Leipzig: Thieme 1936.

Lidz, Th.: Familie, Sprache und Schizophrenie. Psyche XXII, 701 (1968).

Löwith, K.: Das Individuum in der Rolle des Mitmenschen (1928). Neudruck: Darmstadt: Wissenschaftl. Buchgesellschaft 1969.

Magenau, O.: Verlaufsformen paranoider Psychosen der Schizophrenie. Versuch einer Typenbildung − ein Beitrag zur Paraphrenielehre. Z. ges. Neurol.Psychiat. 79 (1922).

Magnan, V.: zit. n. H. Ey, s.d.

Maier, H.W.: Über katathyme Wahnbildung und Paranoia. Z. Neurol. Psychiat. 13, 555 (1912).

Marcel, G.: Philosophie der Hoffnung. München: List 1964. (zit. nach Tellenbach)

Matussek, P.: Der schizophrene Autismus in der Sicht eines Kranken. Psyche XIII (H. 2) (1960).

Mayer-Gross, W.: Über das Problem der typischen Verläufe. Z. ges. Neurol. Psychiat. 78, 429 (1922).

Mayer-Gross, W.: Klinik. In: Schizophrenieband des Bumkeschen Handbuches. Berlin: Springer 1932.

Meyer, I.E., Hartmann, W.: Statistische Untersuchungen an langjährig hospitalisierten Schizophrenen. Forum der Psychiatrie. Problematik, Therapie und Rehabilitation der chronischen endogenen Psychosen. Stuttgart: Enke 1967.

Meynert, Th.H.: Klinische Vorlesungen über Psychiatrie. Wien: Braumüller 1890.

Minkowski, E.: La schizophrenie. Paris: Payot 1927.

Mitscherlich, A.: Aggression und Anpassung (II). Psyche XII, 523 (1958-1959).

Müller, Ch.: Über das Senium von Schizophrenen (zugleich ein Beitrag zum Problem der schizophrenen Endzustände). Mschr. Psychiat. Neurol. (Beihefte Bibliotheca Psychiatrica et Neurologica) 106, 1 (1959).

Müller, M.: Über Heilungsmechanismen in der Schizophrenie. Abhandlungen aus der Neurologie und Psychiatrie, Psychologie und ihre Forschungsgebiete. H. 57. Berlin: Karger 1930.

Müller-Suur, H.: Das Gewißheitsbewußtsein beim schizophrenen und beim paranoischen Wahnerleben. Fortschr. Neurol. Psychiat. 18, 44 (1950).

Nietzsche, F.: Zur Genealogie der Moral (1887). Leipzig: Kröner 1930.

Otto, R.: Das Heilige. Über das Irrationale in der Idee des Göttlichen und sein Verhältnis zum Rationalen. 10. Aufl. Breslau: Trewend & Garnier 1923.

Pauleikhoff, B.: Versuch einer begrifflichen Abgrenzung des Wahneinfalles. Nervenarzt 24, 199 (1953).

Pauleikhoff, B.: Statistische Untersuchung über Häufigkeit und Thema von Wahneinfällen bei der Schizophrenie. Arch. Psychiat. Nervenkr. 191, 341 (1954).

Pauleikhoff, B.: Psychologie und Pathopsychologie der Kritikfähigkeit. Fortschr. Neurol. Psychiat. 22, 493 (1954).

Pauleikhoff, B.: Der Liebeswahn. Fortschr. Neurol. Psychiat. 37, 521 (1969).

Plessner, H.: Soziale Rolle und menschliche Natur. In: Diesseits der Utopie. Düsseldorf-Köln: Diederichs 1966.

Plügge, H.: Über die Hoffnung. In: Wohlbefinden und Mißbefinden. Tübingen: Niemeyer 1962 (zit. nach Tellenbach).

Pohlen, M.: Schizophrene Psychosen. Ein Beitrag zur Strukturlehre des Ichs. Berlin-Stuttgart-Wien: Huber 1969.

Poppe, W., Sebeck, V.: Die Erblindung und das paranoide Syndrom. Nervenarzt 41, 77 (1970).

Poschoga, N.: Über den Ursprung des paralytischen Größenwahns. Z. ges. Neurol. Psychiat. 106, 892 (1926).

Rapaport, D.: Die Struktur der psychoanalytischen Theorie. Versuch einer Systematik. Stuttgart: Klett 1961.

Reimer, F.: Das Syndrom der optischen Halluzinose. Stuttgart: Thieme 1970.

Ricoeur, P.: zit. n. von Baeyer (1957), s.d.

Sandberg, R.: Die Psychopathologie der chronischen Paranoia. In: Allgemeine Zeitschrift für Psychiatrie und psychiatr.-gerichtliche Medicin, herausgegeben von Deutschlands Irrenärzten durch H. Laer, 52. Band. Berlin 1896.

Schilder, P.: Wahn und Erkenntnis. Monogr. Gesamtgeb. Neurol. Psychiat. 15, 1 (1918).

Schilder, P.: Seele und Leben. Monogr. Gesamtgeb. Neurol. Psychiat. 35, 1 (1923).

Schneider, C.: Die Psychologie der Schizophrenen und ihre Bedeutung für die Klinik der Schizophrenie. Leipzig 1930.

Schneider, H.: Über den Autismus. Monogr. Gesamtgeb. Neurol. Psychiat. 104 (1964).

Schneider, K.: Klinische Psychopathologie. 7. Aufl. Stuttgart: Thieme 1966.

Schröder, P.: Degenerationspsychosen und Dementia praecox. Arch. Psychiat. Nervenkr. 66, 1 (1922).

Schröder, P.: Über Degenerationspsychosen (metabolische Erkrankungen). Z. Neurol. Psychiat. 105, 539 (1926).

Schulte, H.: Versuch einer Theorie der paranoischen Eigenbeziehungen und Wahnbildung. Psychol. Forsch. 5, 1 (1924).

Schultz-Hencke, H.: Der gehemmte Mensch. 2. Aufl. Stuttgart: Thieme 1947.

Schultz-Hencke, H.: Lehrbuch der analytischen Psychotherapie. Stuttgart: Thieme 1951.

Schwab, H.: Die verworrenen Schizophrenien auf Grund katamnestischer Untersuchungen. Arch. Psychiat. Nervenkr. 182, 333 (1949).

Schwenninger, A.: Zur Psychologie des Autismus. Z. ges. Neurol. Psychiat. 78, 472 (1922).

Specht, G.: Über die klinische Kardinalfrage der Paranoia. Zbl. Nervenkr. 31, 817 (1908).

Spitz, R.A.: Die Entstehung der ersten Objektbeziehungen (1954). Stuttgart: Klett 1957.

Straus, E.: Psychiatrie und Philosophie. In: Psychiatrie der Gegenwart. Berlin-Göttingen-Heidelberg: Springer 1960.

Tausk, V.: Über die Entstehung des „Beeinträchtigungsapparates" in der Schizophrenie. Int. Z. Psychoanalyse, V. Leipzig-Wien: 1919. – Psyche XXIII (1969).

Tellenbach, H.: Die Melancholie. Berlin-Göttingen-Heidelberg: Springer 1961.

Tellenbach, H.: Hiob und das Problem der Selbstübersteigung. In: Werden und Handeln, S. 420-431. Stuttgart: Hippokrates 1963.

Tellenbach, H.: Zur Situation psychologischer Analyse des Vorfeldes endogener Manien. Jb. psychol. Psychotherapie u. med. Anthropol. 12, 174 (1965).

Tellenbach, H.: Sinngestalten des Leidens und des Hoffens. In: Conditio Humana. Festschrift f. E. Straus. Berlin-Göttingen-Heidelberg: Springer 1966.

Venzlaff, U.: Die psychoreaktiven Störungen nach entschädigungspflichtigen Ereignissen (Die sogenannten Unfallneurosen). Berlin-Göttingen-Heidelberg: Springer 1958.

Wernicke, C.: Grundriß der Psychiatrie. Leipzig: Thieme 1900.

Wieser, St.: Aspekte des paranoischen Mechanismus. Nervenarzt 40, 101 (1969).

Wiest, W.D.: Anthropologische Aspekte des Narzißmus. Jb. psychol. Psychotherapie u. med. Anthropol. 12, 219 (1965).

Winkler, W.Th.: Dynamische Phänomenologie der Schizophrenien als Weg zur gezielten Psychotherapie. Z. Psychother. med. Psychol. VII, 192 (1957).

Wyrsch, J.: Die Person des Schizophrenen. Studium zur Klinik, Psychologie, Daseinsweise. Bern: Haupt 1949.

Zeh, W.: Aufbau und Abbau psychischer Leistungen. Fortschr. Neurol. Psychiat. 31, 570 (1963).

Zeh, W.: Progressive Paralyse. Verlaufs- und Korrelationsstudien. Stuttgart: Thieme 1964.

Ziehen, Th.: Psychiatrie. 4. Aufl. Leipzig: Hirzel 1911.

Zutt, J.: Die innere Haltung. Mschr. Psychiat. Neurol. 73, 52 (1929).

Zutt, J.: Der ästhetische Erlebnisbereich und seine krankhaften Abwandlungen. Ein Beitrag zum Wahnproblem. Nervenarzt 23, 163 (1952).

Autorenverzeichnis

Sachverzeichnis

Monographien aus dem Gesamtgebiete der Psychiatrie
Psychiatry Series

Herausgeber: H. HIPPIUS, W. JANZARIK, M. MÜLLER

1. Band: *K. Hartmann:* **Theoretische und empirische Beiträge zur Verwahrlosungs-forschung.** 2., neubearbeitete und erweiterte Auflage.
16 Abbildungen, 34 Tabellen. XII, 180 Seiten. 1977. Gebunden DM 48,–; US $ 21.20.
ISBN 3–540–07925–4

2. Band: *P. Matussek:* **Die Konzentrationslagerhaft und ihre Folgen.**
Mit *R. Grigat, H. Haiböck, G. Halbach, R. Kemmler, D. Mantell, A. Triebel, M. Vardy, G. Wedel.*
19 Abbildungen, 73 Tabellen. X, 272 Seiten. 1971. Gebunden DM 55,–; US $ 24.20.
ISBN 3–540–05214–3

3. Band: *A.E. Adams:* **Informationstheorie und Psychopathologie des Gedächtnisses.**
Methodische Beiträge zur experimentellen und klinischen Beurteilung mnestischer Leistungen.
12 Abbildungen. IX, 124 Seiten. 1971. Gebunden DM 69,–; US $ 30.40.
ISBN 3–540–05215–1

4. Band: *G. Nissen:* **Depressive Syndrome im Kindes- und Jugendalter.**
Beitrag zur Symptomatologie, Genese und Prognose.
11 Abbildungen, 51 Tabellen. IX, 174 Seiten. 1971. Gebunden DM 84,–; US $ 37.00.
ISBN 3–540–05493–6

5. Band: *A. Moser:* **Die langfristige Entwicklung Oligophrener.**
Mit einem Vorwort von *Chr. Müller.*
4 Abbildungen, 30 Tabellen. X, 102 Seiten. Gebunden DM 69,–; US $ 30.40.
ISBN 3–540–05599–1

6. Band: *H. Feldmann:* **Hypochondrie.**
Leibbezogenheit – Risikoverhalten – Entwicklungsdynamik.
36 Abbildungen, 5 Tabellen. VI, 118 Seiten. 1972. Gebunden DM 59,–; US $ 26.00.
ISBN 3–540–05753–6

7. Band: *S. Meyer-Osterkamp, R. Cohen:* **Zur Größenkonstanz bei Schizophrenen.**
Eine experimentalpsychologische Untersuchung.
Mit einem einführenden Geleitwort von *H. Heimann.*
5 Abbildungen. VII, 91 Seiten. 1973. Gebunden DM 53,–; US $ 23.40.
ISBN 3–540–06147–9

8. Band: *K. Diebold:* **Die erblichen myoklonisch-epileptisch-dementiellen Kernsyndrome.**
Progressive Myokonusepilepsien – Dyssynergia cerebellaris myoclonica – myoklonische Varianten der drei nachinfantilen Formen der amaurotischen Idiotie.
31 Abbildungen. IX, 254 Seiten. 1973. Gebunden DM 108.–; US $ 47.60.
ISBN 3–540–06117–7

Preisänderungen vorbehalten.

9. Band: *C. Eggers:* **Verlaufsweisen kindlicher und präpuberaler Schizophrenien.**
3 Abbildungen. IX, 250 Seiten. 1973. Gebunden DM 87,–; US $ 38.30.
ISBN 3–540–06163–0

10. Band: *M. Schrenk:* **Über den Umgang mit Geisteskranken.**
Die Entwicklung der psychiatrischen Therapie vom "moralischen Regime" in England
und Frankreich zu den "psychischen Kurmethoden" in Deutschland.
20 Abbildungen. X, 194 Seiten. 1973. Gebunden DM 108,–, US $ 47.60.
ISBN 3–540–06267–X

11. Band: *Heinz Schepank:* **Erb- und Umweltfaktoren bei Neurosen.**
Tiefenpsychologische Untersuchungen an 50 Zwillingspaaren.
Unter Mitarbeit von *P.E. Becker, A. Heigl-Evers, C.O. Köhler, Helga Schepank,*
G. Wagner.
1 Abbildung, 82 Tabellen. VIII, 227 Seiten. 1974. Gebunden DM 89,–; US $ 39.20.
ISBN 3–540–06647–0

12. Band: *L. Ciompi, C. Müller:* **Lebensweg und Alter der Schizophrenen.**
Eine katamnestische Langzeitstudie bis ins Senium.
27 Fallbeispiele, 23 Abbildungen, 48 Tabellen. IX, 242 Seiten. 1976. Gebunden DM 88,–;
US $ 38.80.
ISBN 3–540–07567–4

13. Band: *L. Süllwold:* **Symptome schizophrener Erkrankungen.**
Uncharakteristische Basisstörungen.
15 Tabellen. VIII, 112 Seiten. 1977. Gebunden DM 58,–; US $ 25.60.
ISBN 3–540–08203–4

14. Band: **The Apallic Syndrome.**
Editors: *G. Dalle Ore, F. Gerstenbrand, C.H. Lücking, G. Peters, U.H. Peters.* With the
editorial assistance of *E. Rothemund.*
69 figures. XV, 259 pages. 1977. Cloth DM 90,–; US $ 39.60.
ISBN 3–540–08301–4

15. Band: *O. Benkert:* **Sexuelle Impotenz.**
Neuroendokrinologische und pharmakotherapeutische Untersuchungen.
34 Abbildungen. VIII, 139 Seiten. Gebunden DM 58,–; US $ 26.70.
ISBN 3–540–08427–4

Preisänderungen vorbehalten.

Springer-Verlag Berlin Heidelberg New York

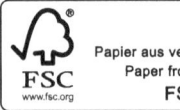